《幸福健康课》
官方独家授权

幸福健康课

《幸福健康课》栏目组　编

U0278521

中国人口出版社
China Population Publishing House
全国百佳出版单位

图书在版编目（CIP）数据

幸福健康课 /《幸福健康课》栏目组编 . -- 北京：
中国人口出版社，2023.9

ISBN 978-7-5101-9215-9

Ⅰ.①幸⋯ Ⅱ.①幸⋯ Ⅲ.①保健－普及读物 Ⅳ.
① R161-49

中国国家版本馆 CIP 数据核字（2023）第 091230 号

幸福健康课
XINGFU JIANKANG KE

《幸福健康课》栏目组　编

责 任 编 辑	魏　娜
策　　　划	郭弘葳
装 帧 设 计	华兴嘉誉
责 任 印 制	林　鑫　任伟英
出 版 发 行	中国人口出版社
印　　　刷	北京柏力行彩印有限公司
开　　　本	880毫米 × 1230毫米　1/32
印　　　张	7.5
字　　　数	200 千字
版　　　次	2023 年 9 月第 1 版
印　　　次	2023 年 9 月第 1 次印刷
书　　　号	ISBN 978-7-5101-9215-9
定　　　价	49.80 元

电 子 信 箱	rkcbs@126.com
总编室电话	（010）83519392
发行部电话	（010）83510481
传　　　真	（010）83538190
地　　　址	北京市西城区广安门南街 80 号中加大厦
邮 政 编 码	100054

阴阳者，天地之道也，万物之纲纪，变化之父母，生杀之本始，神明之府也，治病必求于本。

编委会

主创团队

制 片 人：秦冉

节目主持人：赵川 余彤

节目策划：杜森

节目统筹：李素华 刘琼

栏目嘉宾：徐新月 王维义 王业富 索庆芳 赵红星
赵亮 李剑 杜丁 王文龙 陈家康
康荣会 米玛 邱伟 王旭峰 时毓静
董文珊 战妍燃 郑强 方政

导演组：董炎鑫 邵岩 曹灿 孙继哲 张勇
温淑媛 曹露东杰

现场导演组：王天平 米旭 宋迪 王箫震 郑爽
郭鑫 孟芳 李刚 田田 李泽华
陈永杰 陈宝宝 刘永 郭崇华 计雪松
刘世勇 王延庆 郑钧怿 李灏然 李怀男

财　务　组：车晓瑛　绳琦宁

监　　　审：刘学军　李加兵

监　　　制：董铁明　柴　森

鸣 谢

北京吉康堂生物科技有限公司

大连广灵号健康产业有限公司

湖南柒伍时代文化传媒有限公司

山东乐享万家云健康科技有限公司

宿迁匠心喜购健康管理有限公司

湖北华油荟科技发展有限公司

广州广通翼泽贸易有限公司

深圳草舍古芳生物科技有限公司

天津市朗高制冷设备安装工程有限公司

天津畅可商贸有限公司

西安跃文商贸有限公司

武汉颐家康科技有限公司

北京科拓恒通生物技术股份有限公司

目 录

Contents

第 **1** 课

高血脂

一 认识高血脂

1 课代表赵川提问

我们去体检，往往第一项就是抽血化验，在报告中我们会看到甘油三酯、总胆固醇等指标，有人说这些就是血脂，很多人说这几项指标高就不好，这几项指标高就是血脂高。到底血脂都包含哪些项目呢？高血脂对身体的危害有多大，高血脂是怎么造成的？

专家解读

血脂的的确确影响着人们的健康。人们平常说的高血脂包括高胆固醇血症、高甘油三酯血症等类型，其中最值得关注的是高胆固醇血症。

首先，我们要了解什么是血脂。血脂是血液中胆固醇、甘油三酯（TG）和类脂的总称。在多数医院所提供的化验单中，血脂检验项目主要包括胆固醇和甘油三酯两组参数。总胆固醇（TC）又被分为高密度脂蛋白胆固醇（HDL-C）和低密度脂蛋白胆固醇（LDL-C）。其中 LDL-C 与冠心病、卒中等动脉粥样硬化性心血管疾病关系最密切。

其次，无论是胆固醇还是甘油三酯，都是健康人体内所存在的成分，对于维持正常生命活动必不可少。但如果甘油三酯（TG）、低密度脂蛋白胆固醇（LDL-C）过高或高密度脂蛋白胆固醇（HDL-C）过低，都会对人体健康产生不利影响，被称为血脂异常。

不同类型的脂蛋白在动脉粥样斑块形成过程中所起的作用不同。其中，低密度脂蛋白负责把胆固醇由肝脏运输到斑块内，而高密度脂蛋白的作用相反，负责把斑块内的胆固醇运输出来。因而低密度脂蛋白胆固醇（LDL-C）又被称作"坏胆固醇"，高密度脂蛋白胆固醇（HDL-C）被称作"好胆固醇"。低密度脂蛋白胆固醇（LDL-C）越高越容易形成斑块；高密度脂蛋白胆固醇（HDL-C）较低则可增加斑块形成的风险。所以说，低密度脂蛋白胆固醇（LDL-C）是血脂参数中最重要的指标，正是这个缘故，该指标越高，发生动脉粥样硬化性心血管疾病的危险越大。该疾病属于最常见的疾病，病死率和致残率都很高。动脉粥样硬化斑块使血管管腔狭窄或闭塞，部分管腔合并冠状动脉痉挛，导致心肌缺血、缺氧，甚至坏死，主要指心绞痛和心肌梗死等。

此外，甘油三酯（TG）严重增高（≥ 5.6 mmol/L）时会增加急性胰腺炎的发病风险，急性胰腺炎也是一种很严重的疾病。

可见，如果发生血脂异常要高度重视，并马上就医。

最后，是什么引起血脂异常的，和哪些因素有关呢？

第一，和年龄有关。随着年龄增长，胆固醇水平逐渐增高，但 70 岁以后可能呈下降趋势。

第二，和性别有关。中青年时期，女性胆固醇水平低于男性，但绝经后女性胆固醇水平高于同龄男性。

第三，和饮食习惯有关。长期高胆固醇饮食，如摄入大量蛋黄、动物内脏或肥肉等容易导致胆固醇升高。同时饮食对血脂的影响包括两方面：一方面是饮食的量，另一方面是饮食的成分。食量对甘油三酯水平的影响较大，而食物的成分对血浆胆固醇浓度有明显的影响。食物中胆固醇和饱和脂肪酸对血脂浓度有较大的影响。

第四，饮酒对血脂有比较明显的影响，对不同的血浆脂蛋白有不同的作用。

第五，和遗传因素有关。有研究表明，父母患有高胆固醇血症时，其子女发生此类疾病的可能性明显增高。总的来说，如果父母在较年轻的时候就患有高胆固醇血症，甚至发生了冠心病或脑血管病，一定注意给子女检查血脂，若发现子女血脂增高，应在医生指导下积极治疗。

敲黑板、画重点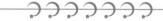

低密度脂蛋白胆固醇（LDL-C）被称作"坏胆固醇"，其越高越容易形成斑块。

高密度脂蛋白胆固醇（HDL-C）被称作"好胆固醇"。HDL-C较低则可增加斑块的发生风险。

降低LDL-C水平是防治动脉粥样硬化性心血管疾病重要的策略之一，该指标被视为干预血脂异常的主要靶点。

2 课代表赵川提问

是不是所有人每年都需要检查血脂?

专家解读

不是所有人都需要每年去检查血脂,但是,以下人员建议每年进行检查。

(1)已罹患冠状动脉粥样硬化性心脏病、脑血管病或周围动脉粥样硬化疾病的患者。

(2)高血压患者、糖尿病患者、肥胖者、吸烟者。

(3)有冠状动脉粥样硬化性心脏病、卒中或其他动脉粥样硬化性疾病家族史者,尤其是直系亲属中有早发病或早病死者,家族中有高脂血症者。

(4)有黄色瘤或黄疣的人。

(5)45岁以上的男性和绝经后的女性。

(6)头晕、头痛、失眠、胸闷气短、记忆力下降、注意力不集中、健忘、体形偏胖、四肢沉重或肢体麻木的人。

(7)其他健康的成年人最好每年体检一次,至少每隔3~5年检查一次血脂。

敲黑板、画重点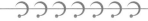

重点人群应该定期做血脂检查。

3 课代表赵川提问

很多朋友说体检的时候，看化验单的血脂指标是正常的，认为就可以放开大吃大喝了，这样对吗？

虽然体检报告各项血脂参数都在参考值范围内，但是这并不能表明身体就非常健康，这是错误观念，因为所谓的正常值是相对的。

前面我们讲了胆固醇是形成动脉斑块的原料。胆固醇，特别是低密度脂蛋白胆固醇（LDL-C）越高，就越容易形成斑块。但不同人相对安全的胆固醇水平不同。如果某人较年轻、不吸烟、不肥胖、父母没有心血管病、没有高血压和糖尿病，其 LDL-C 只要不超过 4.1mmol/L 即可；若已经发生冠心病，并且合并糖尿病，其 LDL-C 超过 1.8 mmol/L 就应该治疗了。因此不应认为血脂化验单上各项指标均在参考值范围内就不需要治疗。是否需降脂治疗要考虑很多因素，不可自行决定用药与否，需听从医生建议。

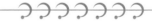
敲黑板、画重点

健康生活很重要。

4 课代表赵川提问

如果得了高脂血症，作为患者在生活中要注意些什么？可以在日常生活中干预吗？

专家解读

医院会对这类患者进行常规心血管危险分层，评估动脉粥样硬化性心血管疾病（ASCVD）风险并进行生活方式治疗指导。

一般生活方式治疗应包括以下内容：

（1）控制饮食中胆固醇的摄入。饮食中胆固醇摄入量 < 200 mg/d，饱和脂肪酸摄入量不超过总热量的 10%，反式脂肪酸不超过总热量的 1%。增加蔬菜、水果、粗纤维食物、富含 n-3 脂肪酸的鱼类的摄入。食盐摄入量控制在 < 6 g/d。限制饮酒（酒精摄入量男性 < 25 g/d，女性 < 15 g/d）。

（2）增加体力运动。每日坚持 30～60 分钟的中等强度有氧运动，每周至少 5 天。需要减重者还应继续增加每周运动时间。

（3）维持理想体重。通过控制饮食总热量的摄入以及增加运动量，将体质指数维持在 < 25 kg/m^2。超重/肥胖者减重的初步目标为体重较基线降低 5%～10%。

（4）控制其他危险因素。对于吸烟的患者，戒烟有助于降低心血管危险水平。

一些轻度或低危的血脂异常患者，经有效生活方式干预可将其血脂参数控制在理想范围。即便必须应用药物治疗者，积极有效的生活方式的改善也有助于减少用药剂量。同时，强化生活方式干预不仅有助于降低胆固醇水平，还可对血压、血糖以及整体心血管健康状况产生有益的影响，有效降低 ASCVD 的发病风险。改善生活方式应作为血脂异常管理以及预防 ASCVD 的基本策略。

若经生活方式干预后患者胆固醇水平仍不能达到目标值以下，或患者不能坚持有效生活方式干预，应遵医嘱，开始降胆固醇药物治疗。

敲黑板、画重点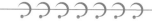

如果生活方式干预仍不能让血脂恢复正常，请尽快就医。

5 课代表赵川提问

很多朋友都在问，血脂异常需要长期治疗吗？如果血脂正常可以自行停药吗？

专家解读

这里要特别提出，如果被诊断为高脂血症，特别是已经发生动脉粥样硬化性心血管疾病和（或）糖尿病者均需要长期用药。不能因为一段时间治疗后胆固醇降低到了目标值以下就擅自停药或减小用药剂量，这些都是非常危险的举措，会明显增加发生心肌梗死或卒中等动脉粥样硬化性心血管疾病的风险。

同时还要指出，坚持非药物治疗，进行生活方式干预也是改善血脂异常的重要措施。即使开始用药治疗后仍需要进行饮食控制和积极运动，不能因为药物治疗就放松生活方式干预。

敲黑板、画重点

擅自停药是非常危险且错误的举措。

6 课代表赵川提问

如果被确诊高脂血症，需要多长时间去医院复查一次？

专家解读

首先，要进行生活方式干预3～6个月，如果低密度脂蛋白胆固醇（LDL-C）等血脂参数已达标则听医嘱继续治疗，每6～12个月复查1次。

其次，如果低密度脂蛋白胆固醇（LDL-C）持续达到目标值以下，每年复查1次即可。

再次，通常在药物治疗开始后4～8周复查血脂及肝功能与肌酸激酶。若无特殊情况，逐步改为每6～12个月复查1次。

最后要强调，如果开始治疗3～6个月复查低密度脂蛋白胆固醇（LDL-C）仍未达到目标值，则需要调整剂量或药物种类，或联合药物治疗，再经4～8周后复查。达到目标值后延长为每6～12个月复查1次。

敲黑板、画重点

定期复查很重要。

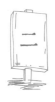

健康的生活方式对控制血脂有帮助吗？

一旦血脂正常就开始大吃大喝，对吗？

血脂高就吃药，血脂一旦正常就停药，对吗？

二 探究血脂异常

7 课代表赵川提问

血脂高的人身体会出现什么不舒服吗？在临床上有哪些表现呢？

高脂血症一般来说身体本身不会有明显的不适，但是，在临床上主要表现为两个方面：

第一，脂质在真皮内沉积所引起的黄色瘤。

第二，脂质在血管内皮沉积所引起的动脉粥样硬化，产生冠心病和周围血管病等。由于患高脂血症时黄色瘤的发生率并不高，动脉粥样硬化的发生和发展则需要相当长的时间，所以多数高脂血症患者并无任何症状和异常体征发现。

而患者的高脂血症则常常是在进行血液生化检验（测定血胆固醇和甘油三酯）时被发现的。高脂血症还可出现角膜弓和脂血症眼底改变。角膜弓又称老年环，若见于40岁以下者，则多伴有高脂血症，以家族性高胆固醇血症为多见，但特异性并不强。高脂血症眼底改变常常是严重的高甘油三酯血症伴有乳糜微粒血症的特征表现。明显的高甘油三酯血症还可引起急性胰腺炎，应该引起注意。

敲黑板、画重点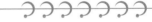

血脂高是病，要高度重视。

8 课代表赵川提问

高脂血症是不是原发性疾病？

专家解读

在排除了由于全身性疾病所致的继发性高脂血症后，所有的血脂升高均统称为原发性高脂血症。

引起原发性高脂血症的环境因素主要是饮食因素，即高胆固醇和高饱和脂肪酸摄入过多、热量过高引起的超重；另外，包括生活方式，如长时间静坐、吸烟等。

> **敲黑板、画重点**
>
> 引起血脂异常的因素很多。

9 课代表赵川提问

何谓继发性高脂血症？

专家解读

继发性高脂血症是指由于系统性疾病或药物所引起的血脂异常。可引起血脂升高的常见疾病有甲状腺功能减退症、糖尿病、肾病综合征、肾功能衰竭、肝脏疾病、系统性红斑狼疮、糖原贮积症、骨髓瘤、脂肪萎缩症、急性卟啉病等。此外，某些药物如利尿剂、β受体拮抗剂、糖皮质激素等也可引起继发性血脂升高。

> **敲黑板、画重点**
>
> 继发性高脂血症要查明原因。

10 课代表赵川提问

甘油三酯升高与饮食有关系吗？

专家解读

轻度的甘油三酯升高与饮食的关系非常密切。轻到中度高甘油三酯血症通常没有特别的症状和体征。当甘油三酯浓度＞3.4mmol/L（300mg/dL）时，则多是基因异常所致。重度高甘油三酯血症的主要危害是诱发急性出血性胰腺炎。

饮食对血脂的影响包括两方面：一方面是饮食的量，另一方面是饮食的成分。食量对甘油三酯水平的影响较大，而食物的成分对血浆胆固醇浓度有明确的影响。食物中胆固醇和饱和脂肪酸对血脂浓度有较大的影响。

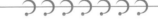

敲黑板、画重点

饮食和血脂升高有密切关系。

11 课代表赵川提问

不良的生活习惯对血脂有影响吗？影响男性和女性的胆固醇水平是一致的吗？

专家解读

日常生活中如果饮食不均衡，摄入了大量高脂肪的食物以及长期吸烟、喝酒，可能就会导致高密度脂蛋白胆固醇降低、低密度脂蛋白胆固醇偏高，这种情况的患者可以通过调整生活习惯改善，如日常生活中饮食以清淡易消化的为主，同时戒烟、戒酒，适当增加运动。

在 45 岁前，女性的胆固醇低于男性，绝经后则会高于男性。这种绝经后胆固醇水平升高很可能是由于体内雌激素减少所致。妇女绝经后总胆固醇可增高大约 0.52mmol/L（20mg/dL）。

敲黑板、画重点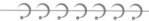

健康的生活方式对血脂影响很大。

12 课代表赵川提问

哪些食物可以改善血脂异常？

专家解读

香菇可降低血内胆固醇，防止动脉硬化和血管变性，是防止心血管疾病的理想食物。

牛奶能抑制人体内胆固醇合成酶的活性，从而抑制胆固醇的合成。此外，牛奶中含有较多的钙，也可降低人体对胆固醇的吸收。

生姜内含有一种类似水杨酸的有机化合物，该物质的稀溶液是血液的稀释剂和防凝剂，对降血脂、降血压、防止血栓形成有很好的作用。

甲鱼具有滋阴、进补作用。实验证明，甲鱼能有效地降低高脂饮食后的胆固醇含量。

海带内含有大量的不饱和脂肪酸，能清除附着在血管壁上的胆固醇，海带中的食物纤维能调顺肠胃，促进胆固醇的排泄，控制胆固醇的吸收；海带中钙的含量极为丰富，能降低人体对胆固醇的吸收，降低血压。海带中的不饱和脂肪酸、纤维素、钙的协同作用产生的降血脂效果极好，有很高的食疗价值。

苹果含极为丰富的果胶，能降低血液中的胆固醇浓度，还具有防止脂肪聚集的作用。有报告指出，每天吃一两个苹果的人，其血液中的胆固醇含量可降低 10% 以上。

燕麦含极其丰富的亚油酸，占全部不饱和脂肪酸的 35%～52%，维生素 E 的含量也很丰富，而且还含有皂苷素，可以降低血浆胆固醇的浓度。北京 20 余家三级医院经过多年的临床研究证实，燕麦确实有明显的降低血清总胆固醇、甘油三酯及脂蛋白的作用，并能升高血清高密度脂蛋白。

考考你

轻度高脂血症用什么方法控制最好？

三 血脂与冠心病的亲密关系

13 课代表赵川提问

血脂异常和冠心病有关系吗?

专家解读

研究表明,胆固醇是冠心病发病的最重要危险因素。

(1)高胆固醇食物可在短时间内诱发动脉粥样硬化,并引起心肌缺血和心肌梗死。

(2)高胆固醇血症还会伴随出现严重的动脉粥样硬化。

(3)家族性高胆固醇血症可在青少年时期就出现严重的冠状动脉粥样硬化,反复发生心肌梗死。

(4)人群中胆固醇水平与冠心病发病和死亡率一致。

(5)积极降低胆固醇浓度无论是对已患冠心病还是对无冠心病者都可预防冠脉事件(急性心肌梗死、心绞痛发作、冠脉猝死)的发生,并能明显地降低冠心病患者的死亡率和致残率。

> **敲黑板、画重点**
>
> 冠心病患者更应该控制血脂，要定期去医院复查，遵医嘱用药。

14 课代表赵川提问

甘油三酯与冠心病关系如何？

专家解读

甘油三酯浓度升高伴随有冠心病发生率和死亡率明显增加，这表明甘油三酯是冠心病发生的危险因素。

> **敲黑板、画重点**
>
> 高甘油三酯血症会导致动脉粥样硬化。

考考你

冠心病和高血脂有什么关系？

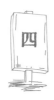

四 合理膳食很重要

15 课代表赵川提问

合理饮食在降脂治疗中有什么作用?

专家解读

饮食疗法是各种高脂血症治疗的基础，尤其是对原发性高脂血症患者，更应首选饮食治疗。即使是在进行药物性降脂治疗时，饮食疗法仍然应同时进行。饮食治疗能使胆固醇降低 2%～8%，对甘油三酯的降低作用更为明显。同时合理饮食还能使降脂药物更易发挥良好作用，并具有改善糖耐量、恢复胰岛功能和减轻肥胖者体重等多方面功效。

合理的饮食应以维持身体健康和保持理想体重为原则。合理的饮食量供应通常可参考下列公式：

基础代谢所必需的能量（指清醒、静卧、空腹和无情绪紧张状态下所需能量）计算公式。

基础代谢率（BMR）计算公式：

BMR（男性）=10×体重（kg）+6.25×身高（cm）-5×年龄

（岁）+5

BMR（女性）=10×体重（kg）+6.25×身高（cm）–5×年龄（岁）–161

敲黑板、画重点

配合治疗首选饮食配合。

16 课代表赵川提问

合理饮食有什么具体方案？

专家解读

有关合理饮食给出 12 条建议：

（1）保持热量均衡分配，饥饱不宜过度，不要偏食，切忌暴饮、暴食或塞饱式进餐，改变晚餐丰盛和入睡前吃夜宵的习惯。

（2）主食应以谷类为主，粗细搭配，粗粮中可适量增加玉米、燕麦等成分，保持糖类供热量占总热量的 55% 以上。

（3）增加豆类食品，提高蛋白质利用率，以干豆计算，平均每日应摄入 30g 以上，或豆腐干 45g，或豆腐 75～150g。

（4）在动物性食物的结构中，增加含脂肪酸较低而蛋白质较高的动物性食物，如鱼、禽、瘦肉等，减少陆生动物脂肪；最终使动物性蛋白质的摄入量占每日蛋白质总摄入量的 20%，每日总脂肪供热量不超过总热量的 30%。

（5）食用油保持以植物油为主，每人每日用量以25～30g为宜。

（6）膳食成分中应减少饱和脂肪酸，增加不饱和脂肪酸（如以人造奶油代替黄油，以脱脂奶代替全脂奶），使饱和脂肪酸供热量不超过总热量的10%，单不饱和脂肪酸占总热量的10%～15%，多不饱和脂肪酸占总热量的7%～10%。

（7）提高不饱和脂肪酸与饱和脂肪酸的比值（P/S），西方膳食推荐方案应达到的比值为0.5～0.7，我国传统膳食中因脂肪含量低，P/S值一般在1以上。

（8）膳食中胆固醇含量不宜超过200mg/d，胆固醇摄入每增加100mg/kcal，可增加胆固醇12mg。

（9）保证每日摄入的新鲜水果及蔬菜达400g以上，并注意增加深色或绿色蔬菜比例。

（10）减少精制米、面、糖果、甜糕点的摄入，以防摄入热量过多。

（11）膳食成分中应含有足够的维生素、矿物质、植物纤维及微量元素，同时应适当减少食盐摄入量。

（12）少饮酒、少饮含糖多的饮料，多喝茶。

敲黑板、画重点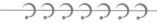

少饮酒、少饮含糖多的饮料，多喝茶。

考考你

合理饮食建议有哪些？

五 **治疗时应该注意的问题**

17 **课代表赵川提问**

去医院检测血脂应注意什么？

专家解读

通常在临床血脂测定时，建议大家注意下列 3 点：

（1）应空腹进行检测。要求空腹状态下进行血脂检测，以避免进食对血脂浓度造成的影响。一般认为，总胆固醇、LDL-C 和 HDL-C 受饮食影响较小，随访时可以在非空腹状态下进行检测。而进食对甘油三酯的影响较大，所以要求在禁食 12~14 小时后进行检测（可饮用水和不含热量饮料，包括茶和咖啡）。

（2）采血时应保持标准体位。进行血脂测定时，保持舒适坐姿 5~10min，因为姿势改变可能影响血浆容量，从而使胆固醇水平发生变化。

（3）到正规医疗机构检测。采血时不应让血液阻滞的时间过长，插入针头前使用止血带尽可能轻，采血前应放开止血带，建议大家去正规的医疗机构进行检测。

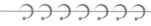

敲黑板、画重点

去正规医疗机构检测非常重要。

18 课代表赵川提问

怎么确定自身的基础血脂水平？

专家解读

　　通常为了确定每个人的基础血脂水平，应先按前面说的要求进行血脂测定，然后1～3个月内在同一检验科（或实验室）重复进行血脂测定。如果两次测定的血脂值非常接近，取其平均值即个人的基础血脂水平。若两次所测定的血脂值相差较大，尚需进行第三次血脂测定，三次测定的血脂平均值为基础血脂水平。

　　血脂值不仅受测试方法不稳定的影响，而且还受生物学及其他因素的影响。人体胆固醇水平每日正常波动范围约为3%或略高些，并受季节的影响，如春季胆固醇轻度上升，而秋季时则轻度下降。空腹状态下，个体甘油三酯水平每日波动较大，平均为17%，少数可大于30%，并且这种波动与饮食无关。

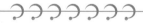

敲黑板、画重点

血脂水平最好按前后两次检测的结果来确定。

19 课代表赵川提问

哪些疾病、哪些情况会对血脂浓度产生影响？

专家解读

对血脂影响最明显的疾病是急性心肌梗死、中风急性期和感染或炎症性疾病。此外，大型的外科手术和妊娠也对血脂水平有影响。

一般认为，急性心肌梗死患者在胸痛发生 24 小时内测定的血脂浓度可代表患者的基础值情况。低密度脂蛋白胆固醇浓度通常在急性心肌梗死发病后 12～24 小时开始下降，1 周内降低幅度最大，然后逐渐回升，约需 12 周才能回到基线水平。所以，对于急性心肌梗死患者或因急性胸痛怀疑为急性心肌梗死而入院的患者，均应在最初 24 小时内进行空腹血脂测定。

妊娠可合并生理性的血脂异常，造成 LDL-C、HDL-C 和甘油三酯均升高，所以应在分娩后进行测定。但是，如果患者合并高甘油三酯血症，则需要及时进行血脂测定，因为妊娠会使甘油三酯升高，有引起急性胰腺炎的潜在危险。

敲黑板、画重点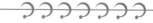

要特别留意特殊人群的血脂情况。

20 课代表赵川提问

每次我们体检血脂都有很多指标，这些血脂参数在临床意义如何？

目前我们去医院体检，测定血脂全套即血清总胆固醇（TC）、甘油三酯（TG）、高密度脂蛋白胆固醇（HDL-C）和低密度脂蛋白胆固醇（LDL-C）。部分医院还开展了载脂蛋白（Apo）B 和 AI 以及脂蛋白（a）的检测。

（1）血清总胆固醇（TC）多采用酶法测定。人群血脂水平主要取决于遗传因素和生活方式。各地区调查所得参考值高低不一，以致各地区有各自的高胆固醇血症划分标准。当前国内外心血管疾病学者提倡根据冠心病发病危险性高低的血清总胆固醇（TC）水平作为划分界限。

影响血清总胆固醇（TC）水平的主要因素有：

第一，年龄与性别，血清总胆固醇（TC）水平常随年龄增长而上升，但到 70 岁后不再上升甚或有所下降，中青年期女性低于男性，女性绝经后血清总胆固醇（TC）水平较同年龄男性高；

第二，长期高胆固醇、高饱和脂肪酸摄入可造成血清总胆固醇（TC）升高；

第三，与胆蛋白代谢相关酶和受体基因突变等。

高胆固醇血症最主要的危害是易引起冠心病。目前认为降低血清总胆固醇水平是冠心病防治最有效的措施之一。低胆固醇血症主要见于慢性消耗性疾病。

（2）甘油三酯（TG）提倡采用酶法测定。正常人甘油三酯（TG）水平受遗传和环境因素的双重影响。甘油三酯（TG）水平的个体内与个体间差异都比血清总胆固醇（TC）大。

高甘油三酯血症也有原发性与继发性两类。前者多有遗传因素，其中包括家族性高甘油三酯血症、混合型高脂血症和家族性乳糜微粒血症等；继发性高甘油三酯血症多见于糖尿病、肾病或药物源性等。

人群调查资料表明，冠心病患者甘油三酯（TG）水平高于一般人群。但是，冠心病患者血清总胆固醇（TC）和低密度脂蛋白胆固醇（LDL-C）水平也较一般人群高。目前认为单纯性高甘油三酯血症不是冠心病的独立危险因素，只有伴以高胆固醇血症或高密度脂蛋白胆固醇（HDL-C）降低等情况时甘油三酯（TG）升高才是冠心病的危险因素。当甘油三酯（TG）重度升高时，常可伴发急性胰腺炎。

（3）高密度脂蛋白胆固醇（HDL-C）水平随年龄的变动较小。高密度脂蛋白胆固醇（HDL-C）的高低也明显受遗传因素影响。严重营养不良者，伴随血清总胆固醇（TC）明显降低，HDL-C 也低下。肥胖者 HDL-C 也多偏低。吸烟可使 HDL-C 下降；而少至中量饮酒和长期体力活动会升高 HDL-C 水平。糖尿病、肝炎和肝硬化等疾病状态可伴有低 HDL-C。高甘油三酯血症患者往往伴以低 HDL-C。

（4）低密度脂蛋白胆固醇（LDL-C）增高是动脉粥样硬化发生发展的主要脂类危险因素。

21 课代表赵川提问

血脂对我们的健康非常重要，我国有什么降脂治疗目标和解决方案吗？

专家解读

我国的心血管病专家参考了国际上一些国家的方案，结合中国的实际情况，制定出了适合我国医药卫生人员对血脂异常防治需要的统一指南。此外，在我国的血脂异常防治建议中，制定了将血浆甘油三酯降至 1.7mmol/L（150mg/dL）的防治目标。

敲黑板、画重点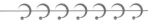

不要擅自用药，请按照国家标准来规范治疗。

22 课代表赵川提问

冠心病的危险因素有哪些？

专家解读

冠心病是一种由诸多遗传和环境危险因素所致的慢性疾病。可将诸多的冠心病危险因素分为五大类：

（1）致病性危险因素，包括吸烟、高血压、总胆固醇（TC）升高、HDL-C 降低、血糖升高。同时，这些因素的作用是相互独

符合下列任意条件者，可直接列为高危或极高危人群

极高危：动脉粥样硬化心血管疾病患者

高危：（1）LDL-C ≥ 4.9mmol/L 或 TC ≥ 7.2 mmol/L

（2）糖尿病患者［LDL-C 在 1.8～4.9 mmol/L（或 TC 3.1～7.2 mmol/L）且年龄 ≥ 40 岁］

不符合者，评估动脉粥样硬化性心血管疾病 10 年发病危险

危险因素（个）		血清胆固醇水平分层 (mmol/L)		
		3.1 ≤ TC < 4.1 或 1.8 ≤ LDL-C < 2.6	4.1 ≤ TC < 5.2 或 2.6 ≤ LDL-C < 3.4	5.2 ≤ TC < 7.2 或 3.4 ≤ LDL-C < 4.9
无高血压	0～1	低危（<5%）	低危（<5%）	低危（<5%）
	2	低危（<5%）	低危（<5%）	中危（5%～9%）
	3	低危（<5%）	中危（5%～9%）	中危（5%～9%）
有高血压	0	低危（<5%）	低危（<5%）	低危（<5%）
	1	低危（<5%）	中危（5%～9%）	中危（5%～9%）
	2	中危（5%～9%）	高危（≥10%）	高危（≥10%）
	3	高危（≥10%）	高危（≥10%）	高危（≥10%）

动脉粥样硬化性心血管疾病 10 年发病危险为中危且年龄 < 55 岁者，评估余生危险

具有以下任意 2 项以上危险因素者，定义为动脉粥样硬化性心血管疾病高危人群

• 收缩压 ≥ 160 mmHg 或舒张压 ≥ 100 mmHg

• 非 HDL-C ≥ 5.2 mmol/L（200 mg/dL）

• HDL-C < 1.0 mmol/L (40 mg/dL)

• BMI ≥ 28 kg/m^2

• 吸烟

立的。当血浆低密度脂蛋白胆固醇（LDL-C）指标越高，其危害性就越大。当然，这些危险因素也可称为主要的危险因素，因为它们常见且作用大。

（2）条件性危险因素，包括甘油三酯（TG）、脂蛋白（a）［Lp（a）］、纤维蛋白原和 C 反应蛋白升高。这些因素的致动脉粥样硬化作用以及在人群中的分布频率相对于上述 5 项致病性危险因素小。

（3）促发性危险因素，包括肥胖、长期静坐、早发冠心病家族史、男性、行为、社会经济状态、种族、胰岛素抵抗。通过增

强致病性因素的作用或影响条件性危险性因素而发挥其加速动脉粥样硬化发展的作用。

（4）斑块负荷作为危险因素，当斑块发展到一定的阶段，其本身就变成了主要冠脉事件的危险因素。

（5）易感危险因素，如左心室肥厚等。

敲黑板、画重点

冠心病人群属于需要检查的重点人群。

23 课代表赵川提问

如何选择合适的降脂药物，标准是什么？

专家解读

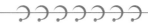

目前尚没有确定的合适降脂药物的公认标准，从冠心病防治的角度来说，一般认为合适的降脂药物应具备下列特点：

第一，降脂效果尤其降胆固醇效果确切；应用常规剂量在4～6周能使TC降低20%（LDL-C降低25%）以上，并具有降低TG和升高HDL-C的作用；

第二，患者耐受性好，不良反应少见，不产生严重的不良作用；

第三，已被证实能明显地降低心血管病死亡率和致残率，不增加非心血管病死亡率；

第四，具有良好的成本效益比。

基于目前的临床试验证据和研究表明，只有他汀类药物能显著降低冠心病患者死亡和总死亡的危险性，且不增加非冠心病死亡的危险性。在临床上已达成的共识是，他汀类降脂药是目前唯一能降低冠心病患者死亡率和致残率的降脂药物。

敲黑板、画重点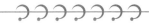

血脂异常，及时就医，谨遵医嘱。

24 课代表赵川提问

开始服用降脂药物时需要注意什么？

专家解读

血脂异常的治疗需要长期坚持，方可获得明显的益处。但是，切记这些用药都需要在医生的指导下进行，不得自行增减。

由于不同个体对同一降脂药物的疗效和不良反应有相当大的差别，所以患者在服药期间应定期随诊。在开始进行药物治疗后4～6周，应复查胆固醇、甘油三酯和 HDL-C，根据血脂改变而调整用药。如果血脂未能降至目标值，则应增加药物的剂量或改用其他降脂药物，必要时也可考虑联合用药。若经治疗后血脂已降至正常值或已达到目标值，则继续按同等剂量用药，除非血脂已降至很低时，一般不要减少药物的剂量。同时，也需复查肝功能和肌酸激酶（CK）。长期连续用药时，应每3～6个月复查血脂，并复查肝功能。若患者出现肌肉疼痛或无力，应及时检测CK。治疗过程中，医生应经常督促和指导患者坚持调整饮食和改善生活方式，以期增加降脂药物的疗效。

对于在服用降脂药物前已出现血转氨酶明显升高（是正常上限3倍）的患者，应进行护肝治疗，使转氨酶恢复正常后再开始进行药物降脂治疗。而对于血转氨酶仅轻度升高且伴有甘油三酯升高者（这种情况很可能是因血脂异常造成的转氨酶测定误差），如果需进行降脂治疗，可考虑给予降脂药物，但需要复查患者的肝功能。若转氨酶无进一步升高，降脂药物可以继续服用，否则就应停服降脂药并给予治疗。在服降脂药物的过程中，若患者出现肌肉疼痛或肌无力，测定CK明显升高，则应立即停服降脂药。

敲黑板、画重点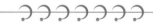

按时服药，定期复查，出现不适随时就诊。

25 课代表赵川提问

血脂已降至目标值后还需继续服用降脂药吗？

专家解读

大部分血脂异常患者服用足量合适的降脂药物4～6周后，血脂可降至目标值，这时仍需继续服用降脂药物。当然，对于少数患者服用降脂药后出现血脂降得很低（明显低于目标值），可考虑将降脂药的剂量减半。调整降脂药物剂量后4~6周，仍需重复检测血脂，以明确血脂是否在应控制的目标范围内。

血脂升高是一种慢性代谢异常，对于这种情况目前只能靠药物长期维持以控制血脂在合适范围。对于多数血脂异常患者来说，停服降脂药物后1~2周，血脂则会回升到治疗前水平。

另外，根据循证医学的观点，降脂药物只有长期服用，才能达到防治冠心病的目的。降脂药物服用时间越长，临床获得的益处也越大。所以，请广大患者千万不要擅自停药。

敲黑板、画重点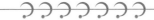

不得擅自停药。

26 课代表赵川提问

糖尿病患者的血脂异常如何治疗？

专家解读

无论是1型还是2型糖尿病患者均常合并有血脂异常。未经治疗的1型糖尿病患者常见甘油三酯升高；也可有LDL-C升高，HDL-C下降，伴有脂蛋白结构成分的异常。血脂异常将随着血糖的良好控制而得到改善甚至恢复正常。

2型糖尿病患者往往在疾病的亚临床期就已存在血脂异常，表现为甘油三酯和极低密度脂蛋白（VLDL）浓度升高，HDL-C浓度降低，以及小而致密LDL（sLDL）的增加。2型糖尿病患者的脂蛋白异常表型与家族混合型高脂血症极为相似，其血脂异常不能单纯通过血糖控制而得到纠正。2型糖尿病血脂异常的发病机制与胰岛素相关。

建议血脂异常的糖尿病患者注意以下几方面：

（1）饮食控制，适量运动，保持理想体重。流行病学研究发现，高脂肪饮食与糖尿病患者血清中LDL-C水平密切相关，而且饱和脂肪酸的摄入与血清总胆固醇的水平亦呈正相关。建议此类患者，尤其是肥胖患者应该接受医学营养疗法和运动疗法。食物中的饱和脂肪酸比例应降低，并建议饮食中用单不饱和脂肪酸来代替饱和脂肪酸。同时有冠心病的糖尿病患者应该通过医学营养疗法降低低密度脂蛋白水平。如果有冠心病高危因素的糖尿病患者低密度脂蛋白水平超出正常范围较多就应采取联合治疗。当甘油三酯达到10mmol/L时应严格限制脂肪餐和避免饮酒。

（2）控制血糖水平对改善糖尿病患者血脂异常有重要作用。有效控制血糖有利于改善糖尿病患者血脂异常，而且多种降糖药物能直接调节血胆固醇、甘油三酯、高密度脂蛋白及各种载脂蛋白的水平，从而有益于降低糖尿病患者发生冠心病的危险性。

（3）降脂药物治疗对糖尿病患者进行积极的调脂治疗是大有益处的。成人糖尿病患者理想的LDL-C、HDL-C、TG水平分别为<2.6mmol/L、>1.2mmol/L、<2.3mmol/L。对无心血管病的糖尿病患者LDL-C>2.6mmol/L进行医学营养疗法，LDL-C>3.4mmol/L再进行药物治疗。

对于已有心血管病的糖尿病患者 LDL-C ＞2.6mmol/L 就应同时进行医学营养疗法和药物治疗。糖尿病患者存在多种血脂异常，处理各种血脂异常原则亦不尽相同。根据各种血脂异常对糖尿病患者发生冠心病的危险性不同，有以下几点处理意见。

首先，处理 LDL-C 浓度的升高及 LDL 成分的改变。他汀类药物已经过多个大规模临床试验验证是一种安全有效的调脂药物，故应作为首选，如果疗效不理想则可加用胆酸螯合剂即树脂，但该药有可能刺激 VLDL 合成而导致甘油三酯浓度升高。

其次，应着重升高 HDL-C 浓度，加强体育锻炼、保持理想体重、改变不良生活方式，如戒烟等对升高 HDL-C 浓度有重要意义。尽管烟酸是最强的升高 HDL-C 药物，但由于其与他汀类药物合用有增加发生肌溶解症的危险性，而且会增加胰岛素抵抗导致高血糖，所以烟酸类药物只能在必要时使用。

最后，是降低甘油三酯浓度，良好的血糖控制将明显降低甘油三酯，贝特类药物降低甘油三酯。

总而言之，由于糖尿病患者发生动脉粥样硬化的最密切危险因素是 LDL-C 水平，所以对于糖尿病血脂异常的治疗重点在于降低 LDL-C 浓度，故临床上应首选他汀类降脂药物。

敲黑板、画重点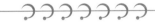

降低血脂对糖尿病患者很重要。

27 课代表赵川提问

女性在孕期、更年期、绝经期因为激素水平的改变会引起血脂异常，对这个群体诊断和治疗有何特殊性？

女性血总胆固醇的增高作为冠心病的危险因素，其影响远不及对男性的明显，即在相同的血总胆固醇水平时，排除其他危险因素影响后，女性发生冠心病的危险性远小于男性。

甘油三酯升高对于女性很可能是冠心病的危险因素，特别是当女性的 HDL-C 水平低于 1.04mmol/L（40mg/dL）时，甘油三酯升高的不利影响更为明显。甘油三酯水平增高的女性，如其 TC/HDL-C 的比值＞4.5 时，发生冠心病的可能性更大。反之，如 TC/HDL-C 的比值≤3.5 时，则冠心病发生的可能性甚少。实际上，在甘油三酯升高的患者中，仅 10% 的患者 TC/HDL-C 比值≤3.5。因此，甘油三酯升高的女性 90% 均可能有发生冠心病的危险。甘油三酯升高可促进血液凝固与血小板聚集，加速动脉粥样硬化的形成。

研究表明，女性接受降胆固醇治疗所获益处与男性基本相当，甚至超过男性。他汀治疗后女性的主要冠心病事件减少 34%，与男性相仿；男、女性对冠状动脉血运重建术的需求分别降低了 41% 和 49%。由于女性的死亡人数极少，以至于无法对各种原因所致的总死亡率进行有意义分析。他汀长期治疗可使胆固醇水平不高的女性心肌梗死患者心血管事件减少，其中冠心病死亡或非致命性心肌梗死、冠心病合并事件以及脑卒中的发生危险性分别减少了 43%、46%、48%、40% 和 56%；女性的各类危险性降低趋势比男性明显（上述事件在 21%、20%、18%、24% 和 25%）。经洛伐他汀治疗后，健康的绝经后女性发生首次主要冠心病事件的危险性降低了 46%，而男性降低了 37%。

部分女性接受口服避孕药，也是引起血脂异常的一种特殊原因。即使较小剂量（50g）炔孕酮也可使心血管危险增加 4.7 倍。其对血脂的影响是升高 LDL-C 和降低 HDL-C 水平。女性绝经后由于雌激素缺乏可引起诸多异常，如骨质疏松症、血胆固醇水平升高、HDL-C 降低，同时可伴心血管病危险性增高。

敲黑板、画重点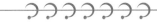

女性朋友在几个人生节点更应该关注血脂情况。

28 课代表赵川提问

很多人说人的年纪一大病就找过来了，那么老年人血脂异常的诊断和治疗有何特殊性？

专家解读

高脂血症在老年人群中较为常见，这是因为老年人体内 LDL 受体活性下降，机体分解代谢 LDL 的能力减退。流行病学调查资料表明，人群中的血浆胆固醇水平随年龄增长而升高，男性在 65

岁时达到高峰，而女性则在70岁时达到高峰。此后，由于机体对胆固醇的吸收减少或肝脏合成胆固醇的能力降低，血浆胆固醇水平不再上升或有所降低。

在老年人群中血浆总胆固醇水平对预测新发生冠心病能力降低。血浆胆固醇水平升高是男性冠心病的一个独立危险因素，50岁以上的男性人群与中年男性相比并无差异。即使在高龄老年人（75岁以上），血浆胆固醇水平与心血管疾病的危险性也有直接关系。

对老年冠心病患者的高胆固醇血症进行治疗可很大程度上降低其冠心病死亡率和总死亡率。对老年人群进行降脂治疗所获得的临床益处基本上与在中青年人群进行降脂治疗所获益处相当。对老年人进行降脂治疗，如同中青年人一样获得临床益处。老年人对他汀类药物有耐受性，不良反应发生率低。还有人认为，正因为老年人群高脂血症的患病率明显高于中青年人群，且这些高脂血症患者罹患冠心病的绝对数量也较中青年人增多，所以从降脂治疗中获益的老年人绝对数量也将高于青年人。

对于老年人考虑进行降脂治疗应与对待青年人一样，着重全面分析冠心病的整体危险因素，建议采用饮食或药物降脂治疗。对于已患有冠心病或其他动脉粥样硬化性疾病的老年人，应坚持降脂治疗。对于仅有冠心病危险因素的健康老人也可考虑进行降脂治疗，这将有可能延长寿命，并可改善生活质量。

在对老年人进行降脂治疗时，还需要考虑的情况有：老年人各器官的功能、智力、饮食习惯、营养状态、药物费用及可能的药物相互作用、其他心血管药物的选择、肾功能的监测等。老年患者进行降脂治疗时的脂质治疗目标值与普通成人相同。老年人对药物的不良反应可能十分敏感。老年患者的体格偏小、心排出量低、肝肾功能减退以及多药合用等情况，使患者在选择降脂药物时应特别留意，请谨遵医嘱，定期复查。一般说来，老年人耐受性较好的降脂药物是他汀类和贝特类。

敲黑板、画重点

老年人群要遵医嘱选用适合自己的降脂药。

29 课代表赵川提问

随着生活水平的提高，儿童和青少年中也出现了一些血脂异常情况，遇到这种情况应该如何诊治？

专家解读

随着生活水平的提高，越来越多的儿童也偶发高脂血症。其实，要特别关注的是这两类人：第一，有早发性心血管疾病的家族史者；第二，双亲血浆胆固醇＞6.2mmol/L（240mg/dL）。

青少年高脂血症的防治重点在于进行健康生活方式宣教，首先进行饮食治疗。对于10岁以上的青少年，饮食治疗6个月到1年后，若血脂仍然未降至合适水平，如血浆LDL-C≥4.94mmol/L（190mg/mL）或LDL-C≥4.16 mmol/L（160mg/mL）就可以确立早发性冠心病家族史。同时存在两个或更多的冠心病危险因素，且控制这些危险因素的和努力失败，可考虑药物治疗。

（1）饮食治疗。目前推荐对已有明确高胆固醇血症的儿童、青少年进行饮食治疗，以预防以后发生动脉粥样硬化。已知采取低脂肪、低饱和脂肪酸和低胆固醇饮食可使大部分成年人的血浆胆固醇和LDL-C水平降低，有研究证实这种饮食对于高胆固醇血症的儿童和青少年也有较好的效果。但是，长期采用这种饮食治疗是否对儿童和青少年的生长发育产生影响，尚无定论。曾有人认为，饮食治疗可能会造成儿童和青少年生长发育所需的重要营养要素缺乏，例如，引起铁摄入量不足。此外，也可能对儿童和少年的心理发育造成影响。

（2）药物治疗。在开始对青少年进行药物降脂治疗时，有下列几点应特别引起注意：第一，青少年进行药物降脂治疗并达到预期的防治冠心病的效果，需要长期坚持用药，所以应该着重考虑医疗费用，并特别注意观察药物的不良反应。第二，在少数情况下如血浆胆固醇浓度相当高，开始药物治疗的年龄可提前。第三，在进行药物治疗时，饮食治疗应继续，以使药物降脂效果稳定、持久。第四，用药物治疗的青少年应定期进行血脂测定，在开始用药后第6周进行首次血脂复查，以判断药物的疗效和用药剂量；若血脂水平已降至理想水平，则维持原有剂量继续用药；3个月后再次复查血脂，进一步核实药物的疗效；疗效肯定则坚持服药，以后每6～12个月随诊1次。

目前对青少年高胆固醇血症的治疗，要尽早就医，谨遵医嘱，千万不要擅自给孩子用药，特别是成人的药。

敲黑板、画重点

青少年高胆固醇血症多数和遗传有关。

30 课代表赵川提问

有很多人说降脂治疗有助于中风的预防，是真的吗？

专家解读

研究表明，血浆胆固醇水平与缺血性脑卒中的发生密切相关。现有的大规模研究结果表明，他汀类药物可通过多种机制降低已有冠心病患者发生脑卒中的危险性，而且不会增加出血卒中的危险性，说明他汀类药物在冠心病患者中具有明确的降低脑卒中危险性的益处。

目前认为，他汀类药物能降低中风发生可能与下列作用有关：

第一，通过延缓颈动脉粥样斑块的进展而减少脑卒中事件的危险性；

第二，可稳定主动脉弓的斑块，防止斑块破裂和血管腔内血栓形成，从而阻断脑梗死的栓子来源；

第三，他汀类药物的非降脂作用可部分解释该类药物能够减小颈内动脉内膜中膜厚度的作用；

第四，可能具有神经保护作用。

敲黑板、画重点

降低血脂能降低脑卒中的风险。

31 课代表赵川提问

我们都知道血脂太高不好，是不是血脂特别低就好呢？血浆胆固醇浓度降至太低会有危险吗？

专家解读

大规模临床试验综合结果表明，降脂治疗使冠心病死亡率和致残率下降的程度与血浆胆固醇降低的幅度密切相关，因此有学者提出胆固醇降得越低越好。但是，由于胆固醇在人体内具有正常的生物学功能，故不能降得太低，也有人提出胆固醇降得太低可能有害。

长期使用他汀类或贝特类降脂药物不会使非心血管病的死亡率增加。大规模临床试验结果表明，血浆总胆固醇下降不低于3.0mmol/L 应是安全的。

敲黑板、画重点

血脂应遵医嘱控制在合理的范围。

32 课代表赵川提问

很多血脂高的人会有脂肪肝，那降脂药物对脂肪肝治疗有效吗？

专家解读

所谓脂肪肝是指中性脂肪（主要为甘油三酯）在肝内过多蓄积。脂类在肝内蓄积超过肝重的 5% 或组织学上 50% 以上的肝实质被脂肪化时，均可称为脂肪肝。轻度脂肪肝肝内含脂量为肝重的 5%～10%，中度为 10%～25%，重度则 > 25%。

脂肪肝可由许多因素引起，包括单纯性肥胖、营养不良、糖尿病、酒精中毒、高脂血症等。此外，内分泌障碍、接触有毒化学物质、激素类药物、妊娠、小肠分流术后、长期胃肠外营养、化疗后及放射性肝炎等也可引起脂肪肝。

脂肪肝的发病机制尚不明确，可能与脂肪代谢障碍有关，多认为是由于肝细胞脂肪合成增加和氧化减少所致。

目前临床上脂肪肝的发病率很高，其原因是诊断不够严谨。绝大多数是单靠肝脏超声检查结果而做出诊断。脂肪肝的唯一确诊方法是肝组织活检。在超声引导下行肝穿刺活检，安全可靠，操作简单。

从理论上讲，降脂药物对脂肪肝的治疗是有效的。但由于目前尚无准确可靠的方法来判断脂肪肝改善的程度，所以，临床上难以明确降脂药物对脂肪肝的疗效。同时，脂肪肝是由多种因素所致，单一的降脂药物不可能对所有的脂肪肝患者均有疗效。所以，对于同时合并有血脂升高的脂肪肝患者，可考虑进行药物降脂治疗。

脂肪肝患者可以考虑同时降脂治疗。

33 课代表赵川提问

他汀类降脂药是否能起到预防骨质疏松的作用？

专家解读

最近有调查结果表明，他汀类药物能有效地防治骨质疏松。科学家在美国 6 个健康中心进行了一项回顾性的病例对照研究，观察到与未接受降脂治疗或采用非他汀类降脂治疗者相比较，在近 2 年内服用 1 年以上他汀药物的老年妇女，发生骨折的危险性减少约 50%。

英国的全科医生研究资料（被研究者为 50 岁以上男、女两性），也观察到正在服用他汀类药物者，各类骨折发生的危险性降低约 50%。服用他汀类药物后 1～4 个月，骨折危险性降低最为明显。在骨折发生前 1～3 个月服用过他汀类药物者，骨折发生的危险性降低 30%；而在骨折前 3 个月以上服用过他汀类药物者，骨折发生的危险性则无明显降低。而服用贝特类降脂药或其他降脂药者骨折危险性没有降低。

循证医学的方法，调查了美国新泽西的数个大资料库，观察到在6个月前服用他汀类药物者，髋骨骨折发生的危险性降低50%。对于服用他汀类药物已有2～3年的患者，骨折发生的危险性降低与服用他汀药物的时间成比例。同样，服用非他汀类降脂药者骨折危险性无降低。

上述3项研究的最显著特征是所获结果有高度的一致性，均发现服他汀类药物者骨折发生的危险性减少50%。同时，也发现骨折的危险性减少与正服药物相关联，提示服药相对短时间内即可获得益处。以上研究均发现，非他汀类降脂药物治疗并不伴有骨折危险性降低。这些研究所涉及的地域范围广，受试者的样本量也较大（900～4000人），每一病例都有4～6个对照者。他们排除了或校正了可能影响骨折发生的混杂因素，包括服用了雌激素、接受了骨质疏松的其他治疗、并存疾病、患者的特征如年龄，以及一般健康情况和人口学特征。

在另一个病例对照研究中，41例服用了他汀类药物的绝经后女性与同一人群中配对女性相比，骨密度明显增高。在体外研究证实，他汀类药物能增加新骨的合成。给已切除卵巢的鼠口服他汀类药物，能促进新骨的合成。他汀类药物能刺激骨形态形成蛋白–2（BMP–2）在骨细胞中的表达。

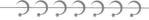

敲黑板、画重点

目前研究认为他汀类药物可以预防骨质疏松。

在预防和治疗高脂血症的过程中，我们要注意哪些方面？

第 **2** 课

高血压

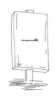 一 认识高血压

1 课代表赵川提问

高血压说起来好像人人都知道，都知道血压高了不好，但是也有人说血压低了更危险。到底血压多高算高血压？

血压（blood pressure，BP）是指血液在血管内流动时作用于单位面积血管壁的侧压力，它是推动血液在血管内流动的动力。通常所说的血压是指体循环的动脉血压。我们是通过收缩压（也叫高压）和舒张压（也叫低压）的指标来判定一个人的血压是否正常。那么什么是收缩压，什么是舒张压呢？

当人的心脏收缩时，动脉内的压力上升，心脏收缩的中期，动脉内压力最高，此时血液对血管内壁的压力称为收缩压，也称高压。

当人的心脏舒张时，主动脉压力下降，在心脏舒张末期动脉血压处于最低值称为舒张压，又叫低压。

根据世界卫生组织规定，成年人的正常血压是：收缩压低

于 140mmHg，舒张压低于 90mmHg；高血压范围为：收缩压 ≥ 140mmHg，舒张压 ≥ 90mmHg。当然不同年龄段、不同性别会有差异。

2 课代表赵川提问

收缩压和舒张压哪个更重要？收缩压和舒张压的差值应该是多少呢？

专家解读

在临床上，单纯的收缩压升高或者单纯舒张压升高的病例并不少见。随着年龄的增长，收缩压也会逐渐增高，所以收缩压在老年人中显得更为重要。近年来大量的研究发现，以收缩压升高为主的高血压要比以舒张压升高为主的危害性更大，特别是对于老年患者，由于血管弹性减弱、脆性增加，如果收缩压过高，则更容易发生脑梗死（脑卒中）和急性冠脉综合征。

舒张压升高多见于中青年，虽然舒张压升高的危害性不及收缩压升高，但治疗难度却比收缩压升高更难。收缩压升高的高血压患者服药后大部分人可以控制，但以舒张压升高为主的高血压，服药则很难控制。所以对于身体健康来说，收缩压和舒张压同样重要，一直保持血压正常才是最佳的选择。

通常，人们在测量血压时往往只注意血压的高低，很少关心脉压的大小，殊不知脉压的大小具有重要的临床意义。

一般情况下，正常人的脉压为 20～60mmHg（2.67～8.0Kpa），

大于 60mmHg 的就为脉压过大，小于 20mmHg 的则为过小。

造成脉压过大的原因主要有：

第一，患高血压及动脉硬化，致使动脉壁弹性减弱，收缩压升高，而舒张压降低；

第二，长期患高血压，致使心肌超负荷运转，造成心脏扩大或动脉瓣关闭不全；

第三，甲状腺功能亢进（甲亢）或严重贫血。

脉压过小多见于高血压早期患者。由于患者的交感神经兴奋性增高，全身体表小血管痉挛，以致收缩压不高，舒张压相对增高，脉压变小。长期血压控制不理想，大动脉硬化程度加重，收缩压逐步升高，舒张压控制不理想，最后会形成收缩压与舒张压均升高的所谓经典型高血压。经典型高血压患者，心绞痛、中风等疾病的发生率明显增加。

上述可见，脉压无论是过大还是过小，都说明存在潜在的疾病危险。一旦发现自己的脉压异常，应增强自我保健意识，防患未然：定期复查血压，发现问题及时纠正，做到生活规律、起居正常、注意饮食、积极锻炼、坚持服药，想方设法将血压控制在较理想的范围之内。如果血脂高应积极进行降脂治疗。

3 课代表赵川提问

高血压作为以中老年人为主的慢性病，这个病的形成是有一个过程的，那么什么人易得高血压病呢？

现有研究表明，这样一些人更易患高血压病：

第一，受遗传因素影响。研究表明，如果父母双方都有高血压病史，其子女患高血压的危险是无家族病史的 2 倍；如果父母双方都是高血压病患者，其子女患高血压病的概率为 45%；如果父母双方有一方为高血压病患者，其子女得高血压病的概率为 28%；如果父母双方血压均正常，其子女得高血压病的概率仅为 3%。

第二，肥胖者容易患高血压病。高血压跟体重有很大的关系，研究发现，肥胖者患高血压的危险性是正常体重者的 8 倍。肥胖者更容易患高血压，而且往往具备两个特点：一是难治；二是舒张压高。

第三，摄入食盐较多的人，更容易诱发高血压的发生。研究证实，高血压的发生和盐的摄入量呈正相关，盐摄入越多，高血压的发生率就会越高。

第四，摄入动物脂肪较多的人，更容易增加患高血压病的风险。研究表明，动物脂肪中胆固醇含量较高，饱和脂肪酸也较多，不饱和脂肪酸含量较低；另外，油脂经高温加热，营养价值也会降低，其中的维生素 A、维生素 E、胡萝卜素等营养成分会遭到破坏。因此，人体摄入脂肪过多，会引起肥胖、脂肪肝、高血脂、高血压、高血糖等。

第五，长期饮酒者，更易患高血压。长时间喝酒会使高血压升高，特别是大量饮酒，饮用烈性酒。因为饮酒会使血管收缩，造成外周血管阻力增加，血压上升。特别是对于老年人来说，身体对酒精的代谢能力差，长时间饮酒还会增加脑卒中的发病风险，甚至对肝脏也会产生危害。

第六，精神紧张者可引起高血压病。目前越来越多的临床研究表明，精神紧张会引起血压升高。因为精神紧张会导致交感神经长期处于兴奋状态，交感神经兴奋时会释放神经递质作用于人体的肾上腺，从而产生的血管活性物质可引起血压升高、心率加快。若精神长期处于紧张状态，则会引起血压升高。

第七，吸烟会导致高血压。抽烟是高血压的发病因素之一，一手烟或二手烟都可引起血压异常升高。因为烟草中含有一定的兴奋性物质，尼古丁可引起体内小血管收缩，小动脉长期处于收缩痉挛的状态，会导致动脉粥样硬化进展。

此外，吸烟会刺激体内交感神经兴奋，引起心率加快、血压增高。同时吸烟会引起血管内膜损伤，此为心血管事件的始动因素。血管内皮损伤会促进动脉粥样硬化进展，而动脉僵硬度的增加，会进一步使血压增高。所以在高血压、高脂血症、部分肺部疾病中，吸烟是明确的危险因素，患者应戒烟、限酒，生活方式的改善非常重要，同时戒烟也有辅助的降压作用。

第八，不运动者。研究表明，不爱运动可增加患高血压病的风险。因为不爱运动可能会引起肥胖，而肥胖本身就是高血压的危险因素。可见不爱运动是一种非常不健康的生活方式。

4　课代表赵川提问

得了高血压会有什么表现？

早期得了高血压的患者大多数临床症状不明显，很多人是在体检时才发现的。有些人会出现头痛、头晕、耳鸣、心悸、眼花的症状；还有人表现为注意力不集中、记忆力减退；也有的人会手脚麻木、疲乏无力、易烦躁等，但是也有特例，还有一些人完全没有任何表现，这种没有任何表现的人反而更加危险。

5　课代表赵川提问

高血压有哪些危害？

　　高血压不仅是一种独立疾病，同时作为心脑血管疾病的重要危险因素，可导致心、脑、肾等重要器官损害和相关疾病的发生，如脑中风、心肌梗死和肾功能衰竭。轻者丧失劳动能力，生活不能自理；重者会造成死亡。

6　课代表赵川提问

高血压分哪几类？

　　临床上高血压可分为两类：

原发性高血压：指原因不明的高血压，占 90% 以上，目前难根治但能控制。

继发性高血压：血压升高有明确病因，占 5%～10%，由肾脏疾病、内分泌疾病等所致。

7 课代表赵川提问

测血压应该注意什么？

专家解读

测血压前：在安静房间中测量，室温适宜，袖带宽窄要符合标准，测定前 5 分钟，身心保持安静。

测血压时：保持身体放松，测量的部位保持和心脏位置水平。

8 课代表赵川提问

为什么提倡家庭自测血压而不是去医院测量呢？

专家解读

第一，每天可自测 1～2 次，最初诊断或开始调整用药时一天内多次反复测压更全面；

第二，家中环境比较轻松，不会因为心里紧张在测量时血压升高；

第三，可以让患者观察到因服药和生活习惯调整而使血压下降的过程，让患者更具有恢复健康的信心。

9 课代表赵川提问

一天之内，人的血压是稳定不变的吗？

专家解读

一般来说，血压白天波动在较高水平，晚 8 时起逐渐下降，人在睡眠时血压降低，至夜里 2～3 时降至最低。清晨醒前血压快速升高，晨醒后开始日常活动的最初几小时内血压达到或接近最高峰，甚至比夜间高 40～50mmHg，医学上称"血压晨峰"。至下午 4～6 时出现第二高峰后逐渐下降。

10 课代表赵川提问

高血压患者理想的降压目标是多少？

专家解读

高血压患者的血压应降至＜140/90mmHg；轻度高血压应控制至＜120/80mmHg；中青年高血压应降至＜130/85mmHg；老年高血压应控制至 ＜140/90mmHg；合并糖尿病或心、脑、肾等脏器损害推荐将血压降至＜130/85mmHg 或达到理想水平。

11 课代表赵川提问

血压计选哪种好？

专家解读

如果追求血压测量的准确性和可靠性，最好选用水银柱式血压计，但携带不方便，要用听诊器来听，听力不好者无法使用。

气压表式血压计，携带方便，操作简单，但准确度不如水银柱式血压计。

电子血压计较轻巧，携带方便，操作也简单，不过容易受周围噪声、袖带移动及摩擦等因素影响，所测血压值与实际血压有误差，须经常与水银柱式血压计校准。

敲黑板、画重点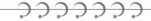

造成高血压的主要因素除了遗传之外，其他六项都是来自不良的生活习惯。

肥胖者会引起高血压。

长期高盐饮食会引起高血压。

吃得太油腻会引起高血压。

喝酒太多了会引起高血压。

吸烟和吸二手烟都会引起高血压。

不爱运动也会引起高血压。

考考你

正常血压的范围是多少?

高血压的标准是多少?

一般情况下, 正常人的脉压是多少?

一天内, 什么时候血压最高? 什么时候最低?

舒张压升高多见于中青年还是老年?

占 90% 以上的是原发性高血压还是继发性高血压?

得了高血压一定会有临床表现吗?

出现哪些症状要去医院检查是否有高血压?

在家自测血压, 选哪种血压计比较合适?

二 是否真得了高血压

12 课代表赵川提问

一旦得了高血压该怎么办？

 专家解读

得了高血压后一定要找医生诊治。先查清是什么原因引起的血压升高，有无高脂血症和糖尿病，有无心、脑、肾损害或相关疾病。要坚持正确生活方式；规律服药，平稳降压，任何降压药物的选择均应在医生的指导下进行；掌握防治知识，自觉防治高血压。

13 课代表赵川提问

高血压患者到医院需做哪些检查？

专家解读

通常高血压患者到医院，需要做以下检查：

（1）心电图和超声心动图检查，以判断有无左心室肥厚和心律失常；

（2）X线及其他检查（必要时行血管造影、CT检查定位诊断），以判断有无主动脉扩张、延长或缩窄；

（3）尿常规及肾功能检查，检查尿蛋白、尿糖、血肌酐、尿素氮、血钾、血尿酸水平；

（4）检查眼底动脉硬化程度；

（5）血糖、血脂及血钙水平检查；

（6）有条件者在治疗前做24小时动态血压监测；

（7）年纪较轻的高血压患者应做肾上腺超声检查。

14 课代表赵川提问

平时身体没什么感觉，可体检查出来血压高，这种无症状高血压需要治疗吗？

专家解读

一旦发现高血压，不论轻重，都应尽早治疗、长期治疗。高血压初起时，往往症状不典型，如果没有定期测量血压的习惯，很可能延误病情。

15 课代表赵川提问

为什么有些高血压患者无明显表现？

专家解读 ────────────

一是由于血压缓慢升高，身体逐渐适应所致；二是动脉硬化经过漫长时间逐渐形成，只有在动脉血管壁增厚到占据管腔横截面 75% 以上时，患者才会出现各种症状。

16 课代表赵川提问

一般来说，高血压患者多是年纪大的人，但也有青春期高血压，这个需要治疗吗？

专家解读 ────────────

青春期高血压的青少年，一般体格发育都比较好，各器官功能也都正常，平时多数没有明显不适症状，只是在运动量过大或过度疲劳时，才觉得有些头昏头痛、胸部憋闷。由于青春期高血压发生一般是暂时性的，过了青春期，心血管系统发育迅速趋于平衡，血压就会恢复正常，一般不主张过早应用降压药物，可采用限制盐的摄入、减轻体重、加强体育锻炼等非药物疗法。

17 课代表赵川提问

大家都希望药到病除，但是理想和现实常常有差距，如有人吃了降压药血压降不下来，这是什么原因造成的呢？患者吃降压药后，血压控制不稳定，这怎么办？

专家解读

吃了降压药，血压还是下不来，有几种可能：服药时间不够长；没有做好生活调理干预；药物选择不合理；没有联合用药；要考虑继发性高血压的可能性。

吃了降压药血压控制仍不稳定，可以考虑以下两点：

第一，推荐长效降压药物；

第二，按血压波动规律服用每天的第一次降压药物［在起床（上午 6～7 点）时服用］，如果是中效降压药物，第二次应在下午 4～5 点服用。

密切监测，随时就医。

18 课代表赵川提问

高血压主要发生于老年人群中，那么老年高血压病都有什么特点？

专家解读

老年高血压的特点有以下四点：

第一，持续或经常性升高，但血压波动较大；

第二，容易受季节气候影响，特别是寒冷和低气压同时存在时；

第三，易受到体位变化影响；

第四，容易发生心力衰竭。

19 课代表赵川提问

平时血压正常，会不会发生血压突然升高的情况，如果血压突然升高怎么办？

专家解读

血压升高超过200/120mmHg时，首先服用镇静药，安静卧床，必要时含服硝苯地平，监控血压并及时送医院就诊。原已有过脑出血的患者血压再度升高时要防止脑出血再发，应及时送医院治疗，尽快将血压控制在150/85mmHg左右。

20 课代表赵川提问

单凭一次血压高就可以诊断为高血压吗？

专家解读

因为某一次血压测量只能捕捉到某一短暂时刻的血压，由于血压具有明显波动性，所以一次血压值很难代表受试者水平，必须重复测试血压取其平均值及间隔数日后重复测量血压，根据多次测量血压做出诊断并加以分类才是准确的。

21 课代表赵川提问

夏季对高血压患者来说是最危险的，这是为什么？

专家解读

　　夏季气温高，血管处于扩张状态，血流阻力小、压力小，血压自然降低，加之夏天出汗多，血液中水分减少后也有助于血压降低。如果夏天还按照冬天的剂量服用降压液，会使血压降得太低，容易出现头晕、脑供血不足、浑身无力甚至引发脑梗死或是心绞痛发作等。

22 课代表赵川提问

　　由于饮食不健康等多种因素，高血压患者已经越来越多地分布在不同年龄段，为了尽早发现儿童是不是有高血压，我们要注意哪些儿童可能会出现高血压的情况？

专家解读

　　身高不增、慢性中毒、肥胖儿、性发育异常，这些儿童要特别关注，需要常给他们测血压。

23 课代表赵川提问

　　儿童高血压有哪些特点？

专家解读

　　儿童高血压、有以下特点：

　　（1）原发性高血压占儿童高血压20%以下，约50%有家族史，伴有肥胖，且在降低体重后，约半数患者血压可降至正常范围；

（2）80%属继发性高血压，肾小球肾炎是儿童肾性高血压中最常见的病因；

（3）儿童高血压多数无明显临床症状；

（4）儿童较成人易发生高血压危象。

24 课代表赵川提问

一般来说，高血压作为慢性病，其治疗方法主要是长期服药，什么情况下高血压患者需手术治疗？

专家解读

有下列情况需要尽快手术治疗：

（1）原发性醛固酮增多症引起的高血压；

（2）嗜铬细胞瘤引起的高血压；

（3）肾血管性高血压。

25 课代表赵川提问

高血压有哪些并发症？

专家解读

高血压会引起脑血管意外、肾动脉硬化和尿毒症、高血压性心脏病、冠心病等。

26 课代表赵川提问

高血压为什么会引起心肌梗死?

专家解读

第一,高血压可促使冠状动脉粥样硬化、管腔变狭窄,致使供应心肌的血液减少;

第二,长期高血压导致左心室肥厚,心肌毛细血管结构被改变,无法为心肌提供足够血液;

第三,高血压极易引发冠状动脉痉挛性收缩,使冠状动脉闭合,供应心肌血液随之中断;

第四,血压突然升高会使原有粥样斑块破裂脱落,形成血栓,阻塞冠状动脉。

27 课代表赵川提问

什么是高血压脑病?

专家解读

高血压脑病指在原有高血压基础上血压突然升高,同时伴有短暂脑功能障碍,血压升高达 $200\sim260$ mmHg/$140\sim180$ mmHg。同时出现脑水肿、颅内压升高和局限性脑损害等表现,如头痛、头晕、烦躁、心悸、恶心、呕吐、心率过快、呼吸困难、视力障碍、意识模糊、昏迷等。多在急进型高血压和严重的缓进型高血压患者身上发生。

28 课代表赵川提问

高血压为什么能引起脑出血?

专家解读

患高血压时,脑动脉硬化失去弹性。血压突然升高,脑血管壁就可能耐受不住压力冲击而破裂,发生脑出血。

29 课代表赵川提问

高血压为何会引起短暂性脑缺血?

专家解读

短暂性脑缺血多在颅脑外动脉硬化的基础上造成脑血管痉挛或微小血栓形成,是一种很常见且严重的脑部疾病。高血压患者脑部并发症最常见的是脑卒中,是引起高血压患者死亡的重要原因之一。

30 课代表赵川提问

高血压与糖尿病有什么关系吗?

专家解读

很多高血压患者,特别是肥胖型高血压患者常伴有糖尿病,而糖尿病患者也较多地伴有高血压。糖尿病易引起肾脏损害，肾脏受损后可使血压升高。此外，糖尿病患者由于血糖增高，血管壁受损，血管阻力增加，易引起高血压。

31 课代表赵川提问

长期服用降压药对肾脏有害吗?

专家解读

血压水平越高，时间越长，越容易发生肾小球动脉硬化。一般来说，常用降压药对肾脏均有一定保护作用，但作用程度有所不同，一定要在医生指导下用药。

32 课代表赵川提问

高血压为什么会引起尿毒症?

专家解读

高血压持续几年后，会出现肾血管动脉硬化，造成肾功能不全，表现为尿蛋白。随着肾功能进一步减退，到尿毒症期可能出现贫血、肾衰竭等。

33 课代表赵川提问

高血压对大脑有损伤吗？

专家解读

在长期高血压作用下，脑部小动脉严重受损，容易形成脑血栓。微小血管堵塞，形成腔隙性脑梗死，致使脑萎缩，发展成阿尔茨海默病。脑血管结构较薄弱，在发生硬化时更为脆弱，继而破裂致脑出血。

34 课代表赵川提问

专家建议除了服用药物，高血压患者还要采用非药物治疗，二者结合才能取得更好的治疗效果，那么非药物治疗包括哪些方面？

专家解读

高血压的非药物治疗包括减轻体重、改变膳食结构、限制饮食及保持适当运动等。

35 课代表赵川提问

吸烟对高血压有哪些影响？

专家解读

烟草中含有尼古丁，尼古丁刺激交感神经兴奋，可使血管收缩，血压升高，促使产生高血压并发症，如冠心病、脑血管病，加重脂质代谢紊乱，减弱血管扩张效应。吸烟还可能降低或抵消药物抗高血压的疗效。

36 课代表赵川提问

男性、女性血压是有差异的，由于女性有特殊的生理期，所以女性患高血压的情况是不是也有特殊性？

专家解读

是的，一个是妊娠高血压综合征；另一个就是女性绝经后易得高血压。

妊娠高血压综合征易引起胎盘早期剥离、心力衰竭、凝血功能障碍、脑出血、肾功能衰竭及产后血液循环障碍等。重度妊娠高血压综合征是早产、宫内胎儿死亡、死产、新生儿窒息和死亡的主要原因。

女性过50岁后，卵巢功能开始衰退，雌激素水平下降，逐渐绝经，高血压发病率呈上升趋势。

37 课代表赵川提问

除了常测血压，高血压患者还要常查眼底，这是为什么？

专家解读

包括高血压在内的许多疾病都不同程度地使视网膜受到损害。

高血压的眼底检查，为疾病早期诊断、分期、治疗及判断预后提供重要参考依据。

38 课代表赵川提问

高血压患者服药降压，要谨防药物过量，造成低血压，低血压对人体有哪些危害呢？

专家解读

低血压指收缩压低于 90mmHg，舒张压低于 60mmHg，可能是一时的，也可能是长期的，可造成各器官供血不足。低血压引起脑组织缺血性损害极为突出，患者常感头晕、头痛、眼前发黑、思维迟钝，容易发生缺血性脑卒中、心绞痛和心肌梗死。

敲黑板、画重点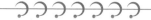

体检如果查出高血压后，一定要去医院就诊，做相关检查，在医生指导下服药；

无症状高血压患者也要服药治疗；

用药后要随时观察血压情况，防止药量不足或过量，防止服药后造成低血压；

夏季高温应避免高血压患者血压过低；

儿童也有高血压；

高血压患者要定期检查眼底，预防视网膜损伤。

考考你

高血压患者非药物治疗重要吗？

高血压的并发症有哪些？

女性在什么时期易发生高血压？

高血压患者为什么要戒烟？

长期服用降压药对肾脏有害吗？

高血压患者需手术吗？

老年高血压都有什么特点？

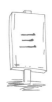

三 药物治疗必不可少

39 课代表赵川提问

降压药的种类很多，目前临床有哪些常用降压药物呢？

目前，国内外公认的一线降压药有五类。何为一线降压药？指的是治疗高血压的常规用药，通常来说，疗效和安全性都是有保证的。

（1）钙通道阻滞剂：非洛地平缓释剂、硝苯地平、尼群地平、尼莫地平、维拉帕米、氨氯地平等。

（2）利尿降压药：氢氯噻嗪、氯噻嗪、氯噻酮、依他尼酸、氨苯蝶啶、螺内酯等。

（3）β受体拮抗剂：普萘洛尔、阿替洛尔、美托洛尔等。

（4）血管紧张素转换酶抑制剂：卡托普利、依那普利、培哚普和、贝那普利拉等。

（5）血管扩张剂：肼屈嗪、长压啶等。

（6）血管紧张素Ⅱ受体拮抗剂：简称ARB，就是我们常说的沙坦类降压药，如缬沙坦、厄贝沙坦、氯沙坦、替米沙坦等。

40 课代表赵川提问

有人可能会觉得自己血压虽高，但身体没什么特别的反应，改变不良的生活习惯就可以了，没必要吃药，得了高血压不吃药行吗？

专家解读

高血压如果长期不理会、不治疗，会引起全身动脉硬化，可逐渐危及生命。高血压患者早期不吃药可能没什么不适，长此以往就会损害心、脑、肾等重要器官，严重时可并发高血压性心脏病、肾功能衰竭、脑血管意外等病变。

41 课代表赵川提问

降压药会干扰情绪吗?

专家解读

长期使用复方降压片很可能导致药源性抑郁症。

42 课代表赵川提问

服用降压药需要从小剂量开始吗?

专家解读

　　小剂量多种药物联合应用不仅可发挥药效,而且能减少降压药的不良反应,易被患者接受。多数降压药均有不良反应,大剂量服用会对身体产生不利影响。降压药剂量越大,不良反应越多。一定要听医生的建议。

43 课代表赵川提问

降压药物要经常更换吗?

专家解读

　　一种降压药疗效满意,没有不良反应,就不应该调换。只有在疗效不佳或出现不良反应时医生才会建议换药,如果降压疗效不佳，血压未降到正常范围，但没有不良反应，可能是剂量不足，适当增加剂量。如果有不良反应，且无法耐受，须停用，改用其他降压药。如果一种降压药已达足量但血压的控制仍不满意，应加另一种降压药，联合用药。

44 课代表赵川提问

高血压患者服药需注意什么？

专家解读

有以下几点建议：

（1）降压不宜过快过低；

（2）不要随便换药、加药或突然停药；

（3）坚持服药维持血压稳定；

（4）避免其他因素影响。

45 课代表赵川提问

为什么睡前不宜服降压药？

专家解读

高血压患者多数在凌晨0～2点血压最低，夜间服药有可能使血压降得过低，此时患者处在睡梦中，就更加危险。晨起和下午4～5点服药最好。

46 课代表赵川提问

快速降压是大禁忌，为什么？

专家解读

如果为追求快速降压，一开始就要求联合用药或盲目加大用量，都可能造成血压骤降，引发低血压症状。既往有心脑血管疾病的患者还可能诱发脑卒中、心绞痛等。急性脑出血及脑梗死患者尤应注意。

47 课代表赵川提问

有哪些药物会引起高血压呢？

专家解读

有这样一些药物会导致血压升高：

（1）激素类药物；

（2）甘草类及其类似药物；

（3）口服避孕药；

（4）止痛药物；

（5）抗抑郁药物等。

48 课代表赵川提问

高血压用药为何强调个体化？

药物均有其不同的治疗优势，不同降压药有着不同的器官保护作用，面对心肌梗死患者、心力衰竭患者、糖尿病患者和脑卒中患者，医生会建议使用不同种类的降压药。

49 课代表赵川提问

治疗高血压为什么要联合用药？

专家解读

任何一种降压药，单药治疗仅能使少数患者血压达标，多数患者需应用两种或多种药物。合理的联合用药除提高疗效外，还能抵消药物的不良反应。收缩压在 160mmHg 以上，合并糖尿病、肾血管损害、心脑血管病等高危因素的高血压患者宜选择联合用药。

50 课代表赵川提问

为何高血压宜选用长效降压药？

专家解读

每天服用一次降压药就能有效控制 24 小时的血压，谓之平稳降压，这也使降压治疗更简化，不易漏服药。

51 课代表赵川提问

高血压患者慎用的药物有哪些？

专家解读

　　高血压患者慎用的药物有减肥药；抗抑郁类药；甘草类及其类似药物；激素类药物；贫血用促红细胞生成素；非甾体抗炎药物；抗生素类药；止痛药物；口服避孕药等。

52 课代表赵川提问

哪些降压药影响性功能？

专家解读

　　以下药物会影响性功能：

　　（1）利尿剂，如氢氯噻嗪、呋塞米、螺内酯等；

　　（2）β受体拮抗剂，如美托洛尔、比索洛尔等；

　　（3）钙通道阻滞剂，如硝苯地平、氨氯地平等；

　　（4）血管紧张素转换酶抑制剂，如盐酸贝那普利等；

　　（5）血管紧张素Ⅱ受体拮抗剂，如缬沙坦等。

53 课代表赵川提问

吸烟会影响降压药的效果吗？

香烟中的化学成分具有收缩血管等效应，长期大量吸烟，血压会持续增高，血管也会受到损坏。由于烟草作用，机体对降压药物的敏感性会明显降低，抗高血压治疗不易达到理想效果。

54 课代表赵川提问

常用降压药物有何不良反应？

专家解读

（1）利尿剂：易发生低血钾、高尿酸血症、高钙血症、高血糖和高血脂等；

（2）β受体拮抗剂：易发生心动过缓、诱发支气管哮喘、高血糖、高血脂等；

（3）钙通道阻滞剂：硝苯地平可产生面部潮红、头痛、心率加快、踝部水肿。维拉帕米和地尔硫䓬对心脏传导及窦房结功能有抑制作用；

（4）β受体拮抗剂可引起直立性低血压；

（5）血管紧张素转换酶抑制剂：最多见咽痒、干咳。

55 课代表赵川提问

降压药使用及配伍有禁忌吗？

专家解读

保钾利尿剂禁与血管紧张素转换酶抑制剂合用；β受体拮抗剂禁用于心衰的患者；血管紧张素转换酶抑制剂禁用于妊娠妇女；钙通道阻滞剂不宜与利尿剂组合，与血管紧张素转换酶抑制剂联合适用于糖尿病肾病；血管紧张素转换酶抑制剂与保钾利尿剂合用可以防止低血钾；β受体拮抗剂不宜与利尿剂长期合用，易引起血糖和血脂紊乱。

56 课代表赵川提问

老年人如何使用降压药？

专家解读

老年人应该定期去医院检查，谨遵医嘱。还有下面几点建议：

（1）选择血管紧张素转换酶抑制剂、钙通道阻滞剂和利尿剂效果较好；

（2）选一种合适的一线降压药，从小剂量开始，逐渐增加剂量，当不能控制血压时换用另一类药或联合用药；

（3）降压药通常需长期服用，应定期测量血压，根据自觉症状和血压水平来调整用药剂量；

（4）用药产生不良反应后，可根据反应程度来调整用药剂量；

（5）血压不宜降得太低。

57 课代表赵川提问

高血压患者服药有哪些禁忌?

专家解读

服用高血压药物有七忌:

一忌擅自乱用药物;

二忌降压操之过急;

三忌单一用药;

四忌不测血压服药;

五忌间断服药;

六忌无症状不服药;

七忌临睡前服药。

58 课代表赵川提问

降压效果不佳的原因有哪些?

专家解读

选用药物不对症;所用药物剂量不恰当;使用降压药物单一;不能持续合理用药;随意换降压药物;单纯依靠降压药物;过度劳累;精神负担过重。

59 课代表赵川提问

血压下降后能立即停药吗?

专家解读

服药后如果出现血压下降，可继续服用，或在医生指导下调整药物品种或服药剂量，而不应断然停药。

60 课代表赵川提问

为什么要长期服用降压药?

专家解读

现行降压药物治疗是对症处理措施，服药时可以控制血压，停药后血压往往又恢复到服药前的水平。因此，高血压患者一般需要长期服用降压药。

61 课代表赵川提问

一天内人的血压是有变化的，那降压药什么时候服用比较好呢?

专家解读

服药时间根据个人情况决定，有些人在凌晨两三点血压开始升高，早上八点到十点达到高峰，对这类患者建议早晨起床即刻服药，可以良好控制上午血压。对于早上和下午或者晚上血压均高的患者，建议尽量选用长效制剂。

62 课代表赵川提问

服用降压药者应该半年洗一次牙，这是什么原因？

专家解读

部分高血压患者长期服用硝苯地平降压药，牙龈对这类药物较敏感，容易出现牙龈增生，因此服药期间要认真刷牙、注意口腔卫生、半年清洁一次牙齿。

63 课代表赵川提问

高血压患者为什么要慎用感冒药？

专家解读

感冒药中含有一种或多种收缩血管的麻黄碱类药物，可以收缩鼻咽部黏膜血管，使心率加快，引起血压升高。高血压患者感冒时宜选用对血压没有影响或是影响较小的感冒药。

64 课代表赵川提问

高血压患者需要补钙吗？

专家解读

高血压患者在采取降压治疗时，应适当补充钙剂，在选择降压药物种类时，宜首选钙通道阻滞剂，以免因补钙导致细胞内钙离子增多从而引起收缩压增高。

敲黑板、画重点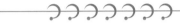

现在的五类一线降压药，疗效和安全性都是有保证的。高血压患者不要因为害怕不良反应拒绝用药，因为高血压引起的并发症要比药物的不良反应严重得多。

高血压患者一般要联合用药，任何一种降压药，单药治疗仅能使少数患者血压达标，多数患者需应用两种或多种药物。

快速降压是大忌，不要睡前服降压药，容易发生低血压。

用药要遵医嘱，从小剂量开始，降压药不能经常换，如果要换，必须经过医生同意。

考考你

为什么常吃降压药者应该半年洗一次牙？

一天中降压药什么时候服用比较好？

常用降压药物有何不良反应？

有哪些药物会引起高血压？

降压药物要经常更换吗？

预防工作助健康

65 课代表赵川提问

高盐是引起高血压的一个重要因素，生活中哪些食品含盐高呢？

专家解读

　　含盐高的食品有味精、酱油、番茄酱、芥末等调味品；咸菜、酱菜等腌制品；香肠、午餐肉、酱牛肉、烧鸡等熟食；冷冻食品、罐头食品及方便面、方便快餐等；甜品、零食、冰激凌、饮料等含钠盐也很高。

66 课代表赵川提问

高血压患者盐敏感指的是什么？

专家解读

　　盐是导致高血压的重要危险因素。每个人的血压对摄入的食盐（钠）量有不同程度的反应，即所谓的盐敏感性。因摄入的钠盐较多而引起的高血压被称为盐敏感性高血压。

据报道，我国一般人群中盐敏感者有 20%～40%；在原发性高血压患者中，盐敏感者高达 60%；老年人、肥胖人群、糖尿病患者、代谢综合征患者中盐敏感者较多，绝经后女性的血压对盐的敏感性也会增加。高血压患者是盐敏感者，盐吃得越多，血压升得越高、越快。对于盐敏感性高血压患者，最好采用联合治疗。血管紧张素转化酶抑制剂（ACEI）和利尿剂是目前临床广泛应用的两类抗高血压药物。

67 课代表赵川提问

高血压患者减少盐的摄入量有哪些益处？

专家解读

减少盐摄入量，可改善高血压治疗效果。如果盐摄入量减少一半，每年全国可减少脑卒中、心脏病和慢性肾脏病死亡 50 万人。

68 课代表赵川提问

高血压的三级预防指什么？

专家解读

一级预防：对具有高血压危险因素，但尚未发生高血压的人群采取有效预防措施，以降低发病率。

二级预防：对已患有高血压的人采取有效治疗措施，防止高血压加重，预防并发症。

三级预防：对重度高血压患者进行抢救，有效预防并发症，同时进行康复治疗。

69 课代表赵川提问

为预防高血压，我们日常生活要怎么做？

专家解读

生活有规律，注意劳逸结合，避免精神过度紧张，保证情绪稳定、乐观；坚持适度体育锻炼，保证充足睡眠；不吸烟，不饮酒或少饮酒；控制饮食，防止肥胖；饮食要低盐、低脂、清淡，多吃蔬菜瓜果。

敲黑板、画重点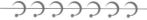

盐是导致高血压的重要危险因素。我国一般人群中盐敏感者有20%~40%；在原发性高血压患者中，盐敏感者高达60%，所以对于我们中国人来说，要预防高血压，平时饮食一定要注意盐的摄取量。

低盐饮食，少吃外卖；加强运动，不要久坐，不要长时间上网、看手机；不要长期熬夜；要学会给自己减压。

考考你

生活中哪些食品含盐高？

对于我们中国人来说，要预防高血压，为什么平时饮食一定要注意盐的摄取量？

为预防高血压，我们日常生活中要怎么做？

五 日常保健做到位

70 课代表赵川提问

除了药物治疗，非药物治疗对于高血压患者也是非常重要的，高血压患者应该如何自我管理？

专家解读

定期测量血压，1～2周应至少测量一次；治疗高血压应坚持"三心"即信心、决心、恒心；定时服用降压药，自己不随意减量或停药，在医生指导下根据病情给予调整，防止血压反弹；自备血压计学会自测血压；除服用适当药物外，还要注意劳逸结合、适当运动、保持情绪稳定、睡眠充足。

71 课代表赵川提问

每日三餐必不可少，高血压患者每天的饮食应该怎么控制呢？

专家解读

（1）要盐少：盐与高血压的关系已被专家确认，如前面所说，我国大多数高血压患者属于盐敏感型，特别是中老年人，更应少盐。

（2）要量少：研究显示，节制食量比减少摄盐量更易促使血压下降，两者结合效果会更好。

（3）要脂少：少吃脂肪，特别是畜肉类动物脂肪。人体内每增加 1 千克脂肪，就要增加 200 米长的微血管来供养这些脂肪细胞，血液流经的距离越长，心脏增加的压力越大，心脏的负担就会越重。

72 课代表赵川提问

缺乏运动是造成高血压的一个因素，高血压患者是不是运动越多越好呢？

专家解读

这样说肯定是不对的，所有的人运动都要适量，更何况是患者。合理运动是防治高血压的良方之一，但宜选择节奏缓慢、运动量小、容易掌握的项目，如太极拳、医疗体操、步行、气功等，早晚各一次，每次 30 分钟左右，以不疲劳为度。这里特别提醒高血压患者运动时要注意下面几个问题：

忌高强度运动：高血压患者特别不宜从事强度较高的项目，如需要旋转、跳跃、弯腰、憋气、用猛力、爆发力等的运动，这些往往会加重心脑血管疾病，无助于病情康复。

忌长时间运动：延长运动时间，自然就会增加运动量，有加重病情之风险。

忌参加体育比赛：比赛易使人情绪紧张，从而促发血压升高而发生意外。

73 课代表赵川提问

对于长期服药的高血压患者，平时在用药方面要注意什么？

专家解读

首先，要注意防范用药不当造成的低血压。假若服用降压药不当，例如，过量服用可使血压骤降，出现脉搏加快、头晕目眩，甚至短暂意识丧失。

其次，要预防发生夜间综合征。人体的生物钟规律是，血压在一天之中有"两高一低"现象，上午 9～11 点、下午 3～6 点最高；午夜最低，入睡后血压较白天下降 20%。如果睡前服用降压药，加上入睡后自然下降因素，会使血压下降过低，使大脑缺血，诱发缺血性中风。

最后，不可擅自停药。有些人服用降压药后，感到血压恢复正常，便擅自停药，结果几天后血压又上升，且出现出汗、头痛、失眠等症状。

74 课代表赵川提问

平时穿衣服太紧了就会觉得不舒服，特别是领子紧的时候，感觉憋得慌，高血压患者是不是要穿宽松的衣服？

专家解读

高血压患者平时穿着，要保持"三松"。

腰带松：高血压患者不宜紧勒裤带，因为高血压本身就容易造成大腿动脉硬化，血管腔变窄，勒紧裤带无疑会"雪上加霜"。

鞋袜松：鞋袜太小太紧妨碍脚部血液流动，同样有促发血压升高的危险。

衣领松：人的颈脖部有影响血压变化的压力感受器官，衣领大小或扎领带太紧，可能压迫压力感受器官，促发血压升高，故高血压患者的领子宜松，最好不系领带。

75 课代表赵川提问

为什么高血压患者流鼻血要高度重视？

专家解读

高血压、动脉硬化患者鼻腔血管脆性增加，血压波动时，鼻腔血管就易发生破裂出血，预示血压不稳定。据临床观察，中老年高血压患者，鼻出血时要引起高度警惕，这是中风的一种征兆。中老年高血压患者鼻出血后 1～6 个月，有 50% 可能发生中风。

76 课代表赵川提问

情绪和高血压有关系吗？

专家解读

长期情绪不稳定可以造成大脑中枢功能紊乱，引起血压调节失常，从而导致高血压或使高血压加重，不仅影响抗高血压药物的疗效，还会使病情加重。

77 课代表赵川提问

有专家建议高血压患者要做到"二多、二少、一坚持"，这是什么意思？

专家解读

"二多"即比一般人多睡一些，晚上睡足 8 小时，坚持午睡；每日比一般人多吃点蔬菜、水果和豆制品。

"二少"即少吃盐，每天食盐摄入量比正常人减少一半；少生气、少发怒。

"一坚持"即坚持长期按时服药，使血压保持稳定，不要高于150/90mmHg。

78 课代表赵川提问

高血压患者为何每3个月要查一次尿常规？

专家解读

有些高血压就是肾脏疾病引起的。在确诊为高血压时，一定不能忽视尿常规检查。尤其是年龄在40岁以上、高血压病史在5年以上的患者，很容易并发肾脏损害，应注意定期检查尿常规，最好每3个月查一次。

79 课代表赵川提问

高血压患者饮食要注意什么？

专家解读

高血压患者的饮食上应遵守低盐、低脂、低热量的原则，并注意饮食结构的合理搭配；饮食不宜过饱、过快；最好忌不良嗜好，如烟、酒等。

（1）控制热能、主食及脂肪摄入量，尽量少吃或不吃糖果点心、甜饮料、油炸食品等高热能食品；

（2）减少用盐量，尽量少吃酱菜等盐腌类食品；

（3）少吃肥肉及各种动物性油脂，控制动物脑、鱼子等高胆固醇食物的摄入量。食用油尽量选用豆油、花生油、葵花子油等植物油；

（4）多吃一些蔬菜、水果，尤其是深色蔬菜；

（5）适当增加海产品摄入，如海带、紫菜、海产鱼类等。

80 课代表赵川提问

我们日常吃的食物中哪些有降压功效？

专家解读

下面一些食物就有天然的降压作用：

荠菜、莼菜、菠菜、马兰头、紫菜、木耳、芥菜、海带、豆腐、豆芽、土豆、蒜、芹菜、萝卜、橘子、大枣、梨、苹果、南瓜、黄瓜、山楂、鱼类、蛋清、食醋等。

81 课代表赵川提问

高血压患者应避免哪些危险动作？

专家解读

（1）避免趴在床上看书、看电视；

（2）衣扣不宜扣得太紧；

（3）早上起床后只能做一些轻微的运动，如散步、甩手等，慢慢加大活动量。不宜在阳台或空地上做反复向前弯曲身体、下蹲等剧烈运动；

（4）不应长时间听节奏快、强烈刺激人体感官的音乐。

82 课代表赵川提问

高血压患者在冬天应注意什么？

专家解读

高血压患者冬季特别要注意：

（1）注意防寒保暖，避免严寒刺激；

（2）严格控制钠的摄入量，应多吃一些产热量高的食物；

（3）坚持体育锻炼，提高耐寒力；

（4）适当控制情绪，谨防疲劳过度；

（5）坚持服药，保持血压稳定，不能随意停药；

（6）定期测量血压。

83 课代表赵川提问

高血压患者"八项注意"指什么？

专家解读

保持血压正常；

保持正常体重；

保持正常血脂；

饮食平衡；

戒烟、控酒、减盐；

坚持适度体育锻炼；

保持心情舒畅、乐观开朗；

树立自我保健意识。

84 课代表赵川提问

高血压患者运动为什么宜晚不宜早？

专家解读

清晨，人们容易出现脉搏加快、血压升高、心脏供血不足等情况，给心脏增加额外负担，从而造成血管内部血液凝固，形成血栓，诱发疾病。因此，高血压患者做活动量大的运动，建议在下午2点之后或晚上进行。

85 课代表赵川提问

高血压患者要做到哪"三少四多"？

专家建议

健康生活方式可以有效降低血压：肥胖者减重10千克可降低收缩压5～20mmHg；合理膳食可降低收缩压8～14mmHg；限盐可

降低收缩压 28mmHg；规律体育锻炼可降低收缩压 4～9mmHg；限酒可降低收缩压 24mmHg。另外，高血压的防治与日常的生活习惯也息息相关，所以在生活中要做到"三少四多"。

少过度疲劳——心脑血管疾病往往在早晨发作，原因之一是上午 11 点前，人的血压至少比其他时间高出 5mmHg。为了避免疲劳，尽量少参加令人感到疲惫的聚会。每天工作结束后，把书房或办公室收拾好，以免第二天早上看到纷乱的工作场所，影响情绪，导致血压上升。

少喝咖啡——研究表明，一天之内，若服用两杯咖啡，人的血压就会上升 2～3mmHg，这是因为咖啡因可使血管收缩，导致血压升高。

少量晚餐——老年高血压患者一般晚餐应清淡，食量也不宜多。晚餐宜吃易消化食物，并配些汤类，不要怕夜间多尿而不敢饮水。进水量不足，可使夜间血液黏稠，促使血栓形成。

多吃大蒜——每天吃 2～3 瓣大蒜，有助于降压。

多做有氧运动——有氧运动时，心率和呼吸加快，身体代谢水平增高，对氧的需求量增加。虽然有氧运动对正常人的血压影响较小，但对高血压患者的血压则影响较大。有研究表明，每天坚持适量的有氧运动，可有助于降压，还可以减肥、降血脂和控制血糖，体重的控制又促进了血压的下降，因而步入了良性循环，全面改善健康状况。有氧运动的方式有散步、慢跑、打太极拳、游泳等。

多吃香蕉和酸奶——香蕉和酸奶矿物质钾的含量较高，有助于控制血压。

多喝橙汁——橙汁含丰富的维生素 C。研究发现，血液中维生素 C 含量越高的人，其动脉血压越低。这些研究人员认为，维生素 C 有助于血管扩张。每天服用 60mg 维生素 C 片，或者多吃些蔬菜、胡椒、柠檬和其他酸味水果，也可起到帮助血管扩张的作用。

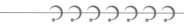

敲黑板、画重点

除了药物治疗，非药物治疗对于高血压患者也是非常重要的，所以高血压患者日常生活中一定要做好自我管理。

1.时刻监测血压：患者在家里量血压是最能监测血压的方式。除了追踪血压情况，自己量血压还可帮助你了解饮食、运动及药物如何影响你的血压。这也可帮助你克服门诊的恐惧。有些人一见到医生，立刻紧张起来，血压也急剧上升。

2.保持心情愉快：研究显示，情绪在血压高低上扮演着独特的角色。快乐的情绪使收缩压下降，而焦虑则使舒张压上升。同时，血压的变化直接与情绪的强度有关，一个人越快乐，他的收缩压下降越多；相反的，一个人越焦虑，他的舒张压上升越多。

3.进行有氧运动：运动可以帮助血压降低。研究显示，有氧运动对高血压有多种益处，运动可以使血管舒张，降低血压。即使运动期间血压回升，但运动结束后会再下降。当血压回升时，也不会上升过多。游泳、步行、骑车等都是有助于降压的运动。

4.防止呼吸暂停：高血压患者通常也有呼吸暂停的问题。睡眠时所发生的呼吸暂停与鼾声大作及睡不安稳有关。有些问题的人往往在白天里感到极度困倦。治疗呼吸暂停有助于降低患者的血压。睡眠时鼾声大作的人，较易患高血压或气塞病。根据研究报告，打鼾可能由于脑部负责呼吸顺畅的部分功能不良所致；如此造成的氧气短缺，易添加心肺的负担。

5.患者在饮食上有哪些宜忌：

（1）控制体重。研究表明，肥胖者高血压的患病率是正常人的2～6倍。流行病学也证实，体重的改变与血压的变化成正比，降低体重可减少患高血压的危险性。同时减轻体重也可以减少降压药物的用量。

（2）合理膳食。总原则是低糖、低盐、低脂、高纤维素。饮食应清淡，少吃盐。吃盐过多会促使血管硬化和血压升高，高血压患者每天吃盐应以5g以下为宜。在减少食物中总脂肪量的同时，增加多种不饱和脂肪酸，少食含胆固醇高的动物内脏，可适量选用植物油，长期食用玉米油可降低血中胆固醇并软化动脉血管。蛋白质的摄入以植物蛋白为主，多吃新鲜蔬菜、水果。

（3）多食含钾食物。钾在体内能缓冲钠的有害作用，促进钠的排出，可以降压。高钾低钠的食物有黄豆、小豆、番茄、西葫芦、芹菜、鲜蘑菇及各种绿叶蔬菜；水果有橘子、苹果、香蕉、梨、猕猴桃、柿子、菠萝、山楂等。

（4）补充蛋白质和维生素。如牛奶、瘦肉、鸡蛋及豆制品。维生素B、维生素C、维生素E等有扩张血管和降低胆固醇的作用，并可改善血管的通透性，使血管保持弹性。

（5）多食含钙食物。如虾皮、骨头汤、绿叶蔬菜、黑木耳、核桃等。

（6）少食发物。如雄鸡、猪头肉等，因这一类发物均易耗损肝阴，使肝阳易亢，病情复发或加重。

（7）戒烟限酒。吸烟容易导致高血压，是另一个重要的危险因素，烟草中的尼古丁会使小动脉收缩。嗜酒也是高血压的危险因素，长期大量饮酒，不仅易诱发中风，还会促使内源性（肝）胆固醇合成，使血脂升高，引起动脉硬化和加重高血压。专家主张，可以喝点红葡萄酒，因为红葡萄皮中的白藜芦醇有益于心血管，并且要多饮茶，饮茶能有效降低血脂、血压及血液中的胆固醇，进而防止心脑血管疾病的发生。

考考你

一天中，高血压患者什么时候运动合适？

高血压患者在冬天应注意什么？

高血压患者多长时间要查一次尿常规？

高血压患者平时穿衣要保持哪"三松"？

高血压患者运动时要注意什么？

第 **3** 课

糖尿病

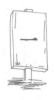

一 认识糖尿病

1 课代表赵川提问

有人说糖尿病是"富贵病"，也有人说糖尿病是"现代病"，到底什么是糖尿病？

专家解读

糖尿病是一种有遗传倾向的慢性代谢紊乱疾病或内分泌疾病。主要是由于胰岛素分泌绝对或相对不足从而引起碳水化合物、脂肪、蛋白质、水及电解质的代谢紊乱。

2 课代表赵川提问

目前糖尿病患者多吗？

专家解读

糖尿病是一种常见病，世界各国、各民族都有发病。据世界糖尿病学会报道，全世界多数国家的发病率为1%～2%。工业发达国家的发病率较发展中国家高。美国的发病率是 5%～6%，而且近年来有增长趋势，每年增长 6%。日本的发病率为 6%～6.5%。世界各国各民族糖尿病的发病率差别很大。

3 课代表赵川提问

得了糖尿病有什么表现？

专家解读

糖尿病的表现其实是很典型的，初期在临床上的表现有糖耐量减低、高血糖、糖尿和多尿等症状，通常我们说是"三多一少"，即多饮、多食、多尿、体重下降。

糖尿病患者如果不及时就医，还易并发心血管、肾脏、眼部及神经等病变；严重病例可发生酮症酸中毒、高渗性昏迷、乳酸性酸中毒以致威胁生命。因此建议如果发现有"三多一少"的症状要及早治疗，控制病情。

敲黑板、画重点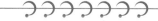

多饮，多食，多尿，体重下降。

4 课代表赵川提问

糖尿病有哪些类型，主要区别是什么？

在医学上根据病因学糖尿病可分为4种类型：1型、2型、其他特殊类型及妊娠糖尿病。

1型和2型糖尿病的区别主要有：体型不同、年龄不同、发病速度不同、实验室检查结果不同、治疗不同等。这些不同的根本是发病机制不同。

（1）体型不同：1型糖尿病患者的体形多为正常体形或消瘦体形。2型糖尿病患者体形多为超重或肥胖体形。

（2）发病年龄段不同：1型糖尿病的患者发病年龄多低于10岁。而2型糖尿病患者多在10岁以后发病。

（3）发病速度不同：1型糖尿病的发病速度较快，并且容易发生糖尿病酮症酸中毒等急性并发症。而2型糖尿病的发病速度相对较慢，不易发生酮症酸中毒。

（4）实验室检查结果不同：1型糖尿病患者实验室检查时，结果多提示存在胰岛素的绝对不足和胰岛特异性胰腺自身抗体阳性。而2型糖尿病不会出现这种结果。

（5）治疗方法不同：1型糖尿病必须进行胰岛素补充治疗。而2型糖尿病可以口服降糖药物治疗，也可以使用胰岛素治疗。

5 课代表赵川提问

糖尿病与年龄有关吗？

专家解读

我们知道每一种疾病的影响因素不一样，但是不外乎族群和年龄段。因为，即使在同一人群中，发病率也不尽相同，如年龄、性别以及环境等不同因素都可影响发病率。最为明显的是年龄差别，老年人的发病率高于儿童和青少年。可能与劳动强度、生活水平、饮食内容等有关。

6 课代表赵川提问

糖尿病和饮食有关吗？

专家解读

饮食对成年型（多指 2 型）糖尿病发生有影响。多数学者认为，饮食影响关键在于营养过剩，热能摄取过多，导致肥胖而使发病率提高，因为肥胖是糖尿病的诱发因素之一。

目前，随着我国人民生活水平日益提高和生活条件的不断改善，重视合理的饮食管理，加强体育运动，控制肥胖人群的增长是十分必要的。此外，营养不良或营养失调的影响也不可忽视。因此，加强饮食管理，注意营养平衡，避免食物过于精细也是应当注意的问题。

7 课代表赵川提问

控制住饮食是不是就可以预防糖尿病？

控制饮食仅仅是控制糖尿病的一个方面，因为糖尿病的成因很复杂，迄今为止并没有科学研究表明所有的致病因素，就现在研究的结果可以明确有以下因素。

（1）遗传因素。根据流行病学调查和统计学研究，遗传基因已被肯定为糖尿病的致病因素。此外，遗传基因对成年型糖尿病的作用较强，只要有外界因素影响，如肥胖，即可诱发糖尿病；幼年型糖尿病则不然，有较强的外界因素，如病毒感染，才能起作用。

（2）环境因素。诱发成年型糖尿病的因素有应激、感染和妊娠等。

（3）肥胖。肥胖被视为成年型糖尿病的重要诱因。据临床分析，超重10%者，糖尿病发病率为正常体重者的1.5倍；超重20%者为3.2倍，超重25%者为8.3倍。这类患者多为食欲亢进，身体肥胖，血糖经常处于高水平状态，致使胰岛素分泌增多而失代偿。或由于肥胖者周围组织的胰岛素受体减少，致使胰岛素的敏感性减弱，必须分泌多量胰岛素才能满足需要。其结果是使胰岛β细胞陷于应激状态，久而久之胰岛功能衰竭，分泌相对减少，最终引起糖尿病。因此，对肥胖者加强饮食控制、降低体重是防治糖尿病的一项重要措施。

敲黑板、画重点 ⤙⤙⤙⤙⤙⤙⤙⤙⤙

肥胖被视为成年型糖尿病的重要诱因，控制体重很重要。

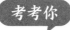

考考你

三多一少是什么？

饮食管理指的是一日三餐吗？

二 了解降糖药和胰岛素

8 课代表赵川提问

得了糖尿病是不是必须长期使用降糖药物？

专家解读

　　1 型糖尿病患者必须得打针，但 2 型糖尿病患者就不一定了，有人统计过 2 型糖尿病患者约有 20% 不需要用降糖药物，单凭饮食和运动疗法就能取得满意的疗效。但是，这也必须是在医生的指导下完成，谨遵医嘱。

9 课代表赵川提问

一般来说常用的口服降糖药有哪几种？

专家解读

目前临床上常用的口服降糖药包括磺脲类、双胍类和α－葡萄糖苷酶抑制剂三大种类。

其中磺脲类降糖药的主要作用是刺激胰岛素分泌，降糖作用为中等偏强；双胍类降糖药的主要作用是降低食欲，减少糖类的吸收，同时可增加胰岛素的敏感性；α－葡萄糖苷酶抑制剂属于第三类口服药，此类药主要是抑制糖类的分解，缓解葡萄糖的吸收而降低餐后血糖。

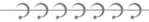

> **敲黑板、画重点**
>
> 不同类型的糖尿病用药不一样。

10 课代表赵川提问

糖尿病与胰岛素分泌息息相关，正常状态下胰岛素是怎么分泌的？

专家解读

胰岛素分泌有两种模式：一种是"基础胰岛素分泌"，另一种是"餐时胰岛素分泌"。

"基础胰岛素分泌"是指胰岛 β 细胞 24 小时源源不断地释放小剂量胰岛素，以维持基础状态（非进餐状态）下的血糖正常。"餐时胰岛素分泌"是指进餐刺激后，胰岛 β 细胞迅速大量地分泌胰岛素，较平时状态升高 5~10 倍，以确保餐后血糖不至于突然升高。

正常人一天大约分泌 48 单位胰岛素，其中一半是"基础"胰岛素，另一半是"餐时"胰岛素。正是因为体内同时存在这两种胰岛素分泌模式，才使得机体全天血糖得以维持在正常范围。

总之，胰岛素的分泌与血糖水平相关：在未进餐的情况下，有基础胰岛素分泌来维持基础血糖；进餐后，血糖升高，在餐后半小时到 1 小时达峰值，胰岛素的分泌也随之变化。

正常生理状态下，餐时胰岛素在进餐 3 小时后基本恢复至基线水平。

11 课代表赵川提问

糖尿病患者注射用的胰岛素种类很多，有什么区别呢？

专家解读

一般每支胰岛素有两个名字。药盒上最显眼的是通用名，如"门冬胰岛素""甘精胰岛素"。通用名旁边的小字是商品名，通用名代表了胰岛素的种类和化学成分，而商品名代表着不同厂家。同一种胰岛素如果由不同厂家生产，它的商品名则不同。

每种胰岛素，从皮下注射进入人体后，都有三个时间：

起效时间：进入人体内开始发挥降糖效果的时间。

达峰时间：在体内具有最大降糖效果的时间。

维持时间：在体内可以发挥降糖作用的总时长。

根据起效时间的不同，胰岛素可分为速效、短效、中效、长效和预混五种胰岛素。

速效（超短效）胰岛素：起效最快，达峰时间最短（峰值最高），维持时间最短。

短效胰岛素：起效较快，达峰时间短，维持时间短。

中效胰岛素：起效慢，达峰时间较长，维持时间长。

长效及超长效胰岛素：起效慢，几乎没有峰值，维持时间最长。

12 课代表赵川提问

胰岛素的起效时间不一样，通常各种胰岛素在什么时候注射更好？

专家解读

短效胰岛素英文名叫 Regular，商品名通常会印有字母"R"。它大多在 30 分钟左右起效并持续 5～8 小时，因此，餐前注射后需等待 30 分钟再进餐。因为短效胰岛素起效慢、持续时间长、有延后低血糖风险，注射部位首选腹部。

中效胰岛素的英文名叫 NPH，商品名通常会印有字母"N"。它大约 2.5 小时起效，可持续 13～16 小时，一般一天需要注射 2次。中效胰岛素特点是小峰值，低血糖发生风险高，应该在大腿或者臀部注射，以免快速吸收引起低血糖。

长效胰岛素作用持续时间更长，峰值很小或基本无峰，用来维持夜里血糖的平稳以及降空腹血糖。为延长作用时间，延缓胰岛素注射吸收速度，可选择大腿或臀部注射。

含有中效胰岛素的预混胰岛素外观是白色的悬浮液体，有一个共同的特点是商品名都带有数字。

13 课代表赵川提问

不同胰岛素注射的部位不同，不同的注射方式会影响降糖效果吗？注射胰岛素有哪些注意事项？

专家解读

不规范的注射方式会使进入人体的胰岛素降糖效果大打折扣，注射时有6点需注意：

（1）选择合适的注射部位，如腹部、大腿外侧、上臂外侧或臀部外上侧。

速效或短效胰岛素最好选择腹部注射，中效或长效胰岛素，如果希望延缓吸收速度，可选择大腿或臀部注射。

还有，注射部位一定是皮下，而不是肌肉！应该避免肌肉发达的区域，选择皮下脂肪较多、皮肤松软的部位！

（2）皮肤消毒应该用75%酒精。

（3）评估是否需要捏皮。

在使用4mm或5mm的针头时，可直接垂直注射，不用捏皮。

当使用超过 6mm 的针头时，需要捏皮和（或）以 45° 进针，以防注射到肌肉。

（4）注射完毕后针头在皮下至少停留 10 秒。拔出针头后，不需要用棉签按压注射部位。

（5）注射胰岛素的针头只能一次性使用。

（6）注射部位始终按顺时针方向进行轮换，每次的注射点都应间隔至少 1cm，每个注射点在 1 月内不重复注射。

14 课代表赵川提问

如何储存胰岛素才不会影响它的效果呢？

没开封的胰岛素（包括瓶装胰岛素、胰岛素笔芯和胰岛素预充注射笔），应冷藏在 2~8℃ 的冰箱中，避免冷冻和阳光直射，防止反复振荡。可保存到包装盒上打印的保存期限。

开了封的胰岛素或正在使用的胰岛素及胰岛素笔不用冷藏保存，在避光和避热源的情况下，可以在室温（不超过 25℃）保存 28 天。

而且，使用前应检查是否超过保质期，并且注意从冰箱拿出来放在室温下 30 分钟后才可使用。

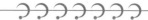
敲黑板、画重点

没开封的胰岛素需要冷藏保存。

15 课代表赵川提问

注射胰岛素会有什么不良反应吗?

专家解读

所有药物都有可能有不良反应,但是,我们不能因噎废食,因为害怕不良反应而放弃使用药物。

其实胰岛素最常见的不良反应是低血糖。所以,注射胰岛素要从小剂量开始,密切监测血糖,随身携带糖果等以应对低血糖。

此外,还有视物模糊、水肿、体重增加、过敏、胰岛素抵抗等不良反应。视物模糊和水肿在血糖调至平稳后一般可自行缓解,无须处理;注意协调胰岛素、饮食及运动,可预防体重增加;局部过敏可对症止痒处理,全身过敏要及时就医;发生胰岛素抵抗(体内产生对抗胰岛素的抗体,使胰岛素作用效力降低)请咨询专业医生。

16 课代表赵川提问

长期注射胰岛素引起皮下硬块会影响胰岛素的功效吗? 如何预防硬块出现?

专家解读

有些糖尿病者的注射部位会出现"橡皮样"或"瘢痕样"的肿胀或硬结,这就叫皮下脂肪增生。这可能是因为在同一个部位频繁注射胰岛素，导致皮下组织损伤，加上胰岛素的刺激造成的。这种情况会影响胰岛素吸收，胰岛素吸收波动性增大，血糖控制效果下降。

当注射部位由正常组织变为脂肪增生，可能会出现血糖升高、波动性增加或不稳定，这时不少患者会增加胰岛素剂量。但是，当注射部位由脂肪增生变为正常组织时，如果不降低剂量则会有低血糖风险。

脂肪增生的原因有 3 个：

（1）胰岛素的使用时间：使用时间越长，脂肪增生风险越高；

（2）长时间不轮换注射部位：脂肪增生风险更高；

（3）更换针头频率低：针头的重复使用也与脂肪增生相关。

预防脂肪增生主要注意 3 点：注意胰岛素的使用时间、勤换注射部位、针头一次性使用。

考考你

只要运动就可以不吃药对吗？

胰岛素打在什么位置最适合？

三　运动是重要手段

17　课代表赵川提问

运动对糖尿病患者是否有益处？

专家解读

体育运动是治疗糖尿病的重要的且必不可少的手段之一。锻炼有利于改善糖尿病患者身体状况，包括：

（1）增强身体对胰岛素的敏感性。研究发现，糖尿病患者通过体育锻炼，血糖和糖耐量有所改善，在血糖降低的同时，血液中的胰岛素水平也有所下降。

（2）降低血糖、血脂和血液黏稠度。体育锻炼可增加糖尿病患者对血糖和血脂的利用，增强胰岛素的敏感性。

（3）有利于对慢性并发症的控制。锻炼除了降血脂外还能使患者的血液黏稠度下降，红细胞的变应性增强，使各种脏器的血液供应得以改善，这些都有利于对糖尿病慢性并发症的控制。

（4）减轻体重，增强体质。体育锻炼能使糖尿病患者体内多余的脂肪组织得以清除，肌肉量和体力有所增加。

（5）给患者带来生活的自信心和乐趣。运动除了降低血糖，还能带来许多其他好处。例如，提高身体平衡性以预防跌倒，减肥塑形等。

18 课代表赵川提问

什么情况下糖尿病患者不宜进行体育锻炼？

专家解读

体育锻炼对糖尿病患者有益，但不是所有患者都适合体育锻炼，有下列情况的患者应避免运动或减少运动量：

（1）血糖控制很差。过量的运动可能引起血糖进一步升高，甚至引起糖尿病酮症酸中毒。

（2）患有较重的糖尿病大血管并发症。此时要严格选择运动方式，并掌握好运动量，以避免血压升高以及脑血管意外、心肌梗死及下肢坏死的发生。

（3）患有糖尿病眼底病变。患者视网膜微血管异常，通透性增加，过量运动可增加眼底病变，甚至引起眼底较大血管的破裂出血，影响患者的视力，所以也不宜从事运动量较大的体育锻炼。

（4）合并糖尿病肾病。过量的运动会使肾脏的血流量增多，增加尿蛋白的排出量加快糖尿病肾病的进展，此类患者也不宜进行较剧烈的体育锻炼。

（5）其他情况。包括各种血管病尚未稳定之时，糖尿病酮症酸中毒或高渗性非酮症糖尿病昏迷的恢复期。当然，急症情况外，糖尿病患者没有完全卧床休息的必要，而应该坚持一定量的运动，哪怕是局部锻炼。关键的问题在于运动方式和运动量要适宜。

有上述情况的糖尿病患者应该谨遵医嘱，合理用药，均衡饮食，在医护人员的指导下适量运动。

19 课代表赵川提问

糖尿病患者运动疗法的注意事项是什么？

专家解读

运动疗法好，但是也要在专业医生的指导下进行，并且在运动中应密切关注：

（1）血压波动，表现为运动中血压升高，运动后发生直立性低血压；

（2）血糖波动，如低血糖症，尤其容易发生在运动量过大又没有及时加餐的时候，有时还可能发生应激性血糖升高；

（3）心肌缺血加重，甚至发生心律失常，心肌梗死或者心力衰竭；

（4）微血管并发症加重，如尿蛋白增多，视网膜出血等情况可能发生；

（5）运动器官病变加重，如退行性关节病以及下肢溃疡的发生或加重等。

当然，对于运动可能带来的这些问题，只要是掌握好适应证，加强体育锻炼的指导和监护，是完全可以避免的。

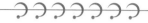

敲黑板、画重点

运动可以帮助调节血糖。

20 课代表赵川提问

糖尿病患者运动前要做哪些准备?

专家解读

糖尿病患者运动前的准备工作可不仅仅是热身。不然不仅达不到运动应有的控糖效果,还会出现血糖波动,甚至有可能出现严重的低血糖事件,危及生命!糖友们运动前要武装到位,带上装备,以备不时之需。

第一,运动前测血糖至关重要。血糖值为 5.0~15mmol/L,是安全运动的关键。即使血糖达标了,也不代表就能马上运动。

第二,带糖。不同的运动种类对血糖的影响不一样,所以运动时血糖可能会"走上坡",也可能"走下坡",还有可能"走平路"。但是如果运动持续时间较长,毫无疑问,血糖一定会下降,而且降糖效果可持续 24~48 小时。所以一定要准备些食物,如含糖饮料、面包、巧克力等,以应对不同情况。

第三,带水。运动时身体出汗较多,身体容易缺水,导致血糖变化,这对糖友来说十分危险。因此,运动前、中、后适量补充水分,是安全运动的保障。

第四，带血糖仪。测血糖是安全运动的前提，因此，运动时一定要将血糖仪随身携带。

第五，穿合适的衣服鞋袜。运动着装透气性要好，以保证肢体灵活。根据运动种类的不同，选择适宜柔韧度的鞋袜。

第六，运动前要做好足部检查。在运动前后，应仔细检查足底有无破损，有无异物、平衡感失常等异常情况。若足底已有破损，不宜进行下肢承重或对足底冲撞力较大的运动，避免进一步损伤足底。

21 课代表赵川提问

哪些运动方式适合糖尿病患者？

专家解读

对于糖尿病患者来说，做运动首先需要考虑自己的身体负荷能力，找到适合自己的运动方式。

通常，运动分为有氧运动、无氧运动和高强度间歇训练。

一般来说，有氧运动强度较低，可重复持续时间长，活动的肢体范围较大。相反，无氧运动强度相对较高，可重复持续时间短，通常活动的肢体范围较为局限。而高强度间歇训练（HIIT）一般是短时间的高强度运动加上短暂歇息的运动方式，即交替进行有氧和短暂无氧运动。

对于大部分人来说，较低强度的散步、慢跑、游泳、骑自行车等心肺耐力训练属于有氧运动；而高强度的弹跳、举重、深蹲、卧推等抗阻力训练属于无氧运动；高强度间歇训练是在有氧的基础上穿插着短暂的高强度无氧运动。

人们常误以为，有氧运动和无氧运动的运动种类是固定的，如慢跑和游泳就一定是有氧运动。实际上，有氧和无氧是因人而异的，严格区分有氧和无氧运动十分困难。不同的人做完全相同的运动，对于有的人而言是有氧，对于其他人则可能是无氧运动。

无论是有氧运动、无氧运动还是高强度间歇训练，都能够改善大部分糖尿病患者的心肺功能。

敲黑板、画重点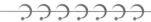

运动时要带糖、带水，运动过程中要监测血糖。

22 课代表赵川提问

糖尿病患者如何选择适合自己的运动？

专家解读

控糖运动，不是想怎么动就怎么动，而是需要制订个体化运动计划，包括运动方式、运动强度、运动频率和持续时间。

（1）运动方式。通常，有氧运动会导致血糖降低，而无氧运动会让血糖短暂上升。如果频发低血糖，不推荐多做有氧运动；但餐前血糖偏低时，可以在餐前进行无氧运动。餐后血糖高的，不建议进行无氧运动，可以在餐后 1～1.5 小时进行有氧运动。高强度间歇训练可以使血糖维持稳定，是最适合糖友的长期运动方式。

（2）运动强度。一般来说运动强度应根据糖友的身体承受能力及心肺功能选择。

（3）运动时间。推荐每周进行 150 分钟的运动，但不包括运动前热身及运动后拉伸放松环节。

（4）运动频次。每次运动至少达到 30 分钟的目标强度，每周至少进行 5 次运动（含 2～3 次的抗阻力运动）。

运动对血糖的影响可以持续长达 48 个小时。但是，如果两次运动间隔的时间太长，控糖效果就不能达标了，所以，两次运动间隔不能超过 48 小时。

对于运动时间难以满足或体力不支的糖尿病患者来说，单次运动时长并没有硬性要求。可以简单地将 150 分钟分为 5 个 30 分钟达成，也可以分解为 10 个 15 分钟。

23 课代表赵川提问

糖尿病患者如何判断自己运动强度是否合适，有什么方法和标准吗？

专家解读

通过测量运动时的心率就能知道运动强度。

运动时的实时心跳速度叫作运动心率。在超高强度运动下可达到的最大心跳速度叫作最大心率。可以通过年龄简单估算最大心率：最大心率＝220-年龄。健康人休息时的心率应远低于最大心率，两者之间的差值体现了运动时心率的储备能力。

任何时候，运动心率都不应超过最大心率，即运动强度不能超过你所能承受的最大强度。当运动强度超过人体所能承受的范围时，心率水平不增反降，提示心脏已经超负荷工作。若此时继续增加运动强度，不仅不会提高运动能力，反而会加大运动带来的损伤。

运动心率不超过最大心率是基本要求。建议糖尿病患者以中等强度运动为主。一般来说，在中强度运动下，运动时的心率会维持在最大心率的60%～70%。

24 课代表赵川提问

糖尿病患者如何自测心率？

现在有很多可穿戴设备，如运动手环、运动手表等可帮助来监测心率。

也可用传统的方法根据运动时的呼吸情况简单地估测运动强度：

（1）低强度运动，呼吸稍快，但能轻松说出完整句子。

（2）中强度运动，此时呼吸急促，仍可以说些短句。

（3）高强度运动，此时呼吸费力，只能简单说一两个字的词语，甚至无法发声。

此外，还可以从运动时的出汗情况来判断运动强度。如中等强度运动时，感觉全身发热、出汗，但非大汗淋漓。当然这需要排除低血糖出汗。另外，存在糖尿病性神经病变导致出汗异常的患者不应根据出汗来判断运动强度。

需要注意的是，不管心率如何，如果已经出现呼吸费力、大汗淋漓或非常疲惫的情况，那么仍应该认为是高强度运动。

运动要根据身体情况和个人感受来定，如有不适应立刻停止运动。

合适的运动强度可以避免高强度下血糖急剧波动，同时保证运动的控糖效果。

25 课代表赵川提问

一些糖尿病患者不方便去健身房，或者不适应户外运动，在家运动是不是也可以达到控糖效果？

专家解读

在家运动也是当下正流行的运动方式。

不管是坐着、躺着、看电视还是看手机，只要利用数平方米的平整地面，自备瑜伽垫、弹力带、哑铃等简单道具，就可以充分达到锻炼效果。

瑜伽垫是家庭运动中的重要道具。合适厚度的瑜伽垫，不仅可以保护足底不发生暴力损伤，同时可以给予足底感觉刺激，锻炼与地面上不同的平衡能力。

运动并不难，难的是持之以恒。坚持运动记录与打卡、同伴间相互督促指导和医护人员远程管理，是做好家庭运动的重要手段。

敲黑板、画重点

每周运动不少于 5 次。

26 课代表赵川提问

糖尿病也有"蜜月期"是真的吗？

专家解读

"蜜月期"是糖尿病非常特殊的一个阶段，它可能是因为糖尿病患者的胰岛功能自发地部分或全部恢复了，可以自己产生胰岛素了。在"蜜月期"这个阶段，可能用很小剂量，甚至完全停用胰岛素也能把血糖控制好。

但"蜜月期"只是暂时的，每个人的开始时间和持续时间都不同。"蜜月期"结束后，胰岛 β 细胞又被进一步破坏，糖尿病患者仍然需要胰岛素治疗。

所以要理性对待"蜜月期"。就算在"蜜月期"内，还是要遵循糖尿病的饮食和运动原则。此外，在"蜜月期"即使停用了胰岛素，也应该密切监测血糖，以便及时发现"蜜月期"的结束。

考考你

糖尿病患者什么情况下不适合运动？

糖尿病患者运动前要准备什么东西？

运动期间需要监测心率吗？

四 低血糖要高度重视

27 课代表赵川提问

很多糖尿病患者会突然出现低血糖，是什么造成的？

专家解读

为什么在治疗糖尿病的过程中会经常引起低血糖，目前研究表明引起的原因有 6 点：

（1）胰岛素剂量过大或者用错了胰岛素种类。

（2）打完餐前胰岛素没有及时进餐。

（3）吃少了（特别是未进食足够碳水化合物）。

（4）饮酒。酒精会大大降低肝脏输出葡萄糖的能力，容易诱发低血糖，特别是空腹饮酒，诱发低血糖的风险更高。

（5）进行比平时持续时间更长或强度更大的体力活动。

（6）胰岛素敏感性增加。

在体重下降、近期有规律运动、血糖下降等情况下，胰岛素敏感性会增加。这样在注射同样剂量的胰岛素时，血糖降得更低。所以，上述情况下胰岛素用量也应该随之减少。

28 课代表提问

低血糖到底有什么危害？

专家解读

葡萄糖是给大脑提供能量的最重要来源，低血糖会导致大脑没有足够的能量供应。因此，低血糖的出现对身体有很大损伤。

（1）使大脑功能受损。若反复发生低血糖，特别是 2.5 mmol/L 以下的低血糖，可能使脑细胞产生不可逆的损害，导致患者情绪变化、记忆力下降、反应迟钝等。

（2）诱发心脑血管意外。低血糖可导致心率加快，增加心脏耗氧量，引起血管收缩等，诱发心绞痛，甚至心梗、脑梗。

（3）引起肾脏、视网膜病变。血糖急剧下降时，会减少肾脏血流，同时还可引起眼压突然下降，频发的低血糖更容易产生肾脏、视网膜病变。

还有，频发低血糖更容易导致无症状性低血糖的出现。也就是已经发生了低血糖，但完全没有任何感觉。

不仅如此，低血糖发生时，身体为了保护自己，会产生更多的升糖激素，导致在低血糖后血糖反跳性升高，使血糖波动。

夜间发生的低血糖，导致第二天清晨空腹血糖升高，这被称为"苏木杰现象"，是空腹高血糖常见的原因之一。这种反复的血糖波动更容易损伤身体。

一次轻微的低血糖并不会对身体产生重大影响，要避免的是血糖进一步下降，以及频发低血糖。因此低血糖一旦发生，应尽量找出原因，重在预防。

29 课代表赵川提问

既然低血糖有这么多危害，那么应该如何预防低血糖呢？

专家解读

通常认为以下 5 种方法能有效预防低血糖。

（1）规律地自我监测血糖。夜间低血糖是糖尿病患者的潜在威胁，睡前的血糖监测常常能有效预警。例如，睡前血糖偏低，适量加餐后可以预防夜间低血糖。

（2）合理使用胰岛素，掌握各种胰岛素的特点及正确的注射技术。

（3）养成良好的生活习惯，戒烟戒酒，饮食定时定量，保持每日基本稳定的摄食量。

（4）运动前必须监测血糖，如果运动前血糖低于 5.0mmol/L，则不能进行锻炼。如果运动过程中或运动后血糖低于 5.0mmol/L，应立即加餐。

（5）糖尿病患者外出时应随身带两件宝物：一是食物，包括糖果、饼干等，用来预防和在发生低血糖时急用；二是急救卡片，应注明姓名、诊断、电话、用药等，发生严重低血糖时，能在最短时间获得帮助，及时诊断和治疗。

30 课代表赵川提问

如果发生了低血糖该怎么做？

专家解读

如果发生低血糖应该立刻进食 15g 能够快速升高血糖、纠正低血糖的快速升糖食物。这些食物只含有碳水化合物，不含脂肪、蛋白质和纤维素，如白砂糖、水果硬糖、可乐、含糖果汁等。

在进食 15 分钟后再测血糖。如果血糖仍没有上升至 4.0mmol/L 以上，需要重复进食 15g 快速升糖食物，等待 15 分钟再测血糖，直到低血糖状态纠正。

不要一次吃太多的食物，那样会让血糖上升过快。

31 课代表赵川提问

低血糖纠正后，作为糖尿病患者还需做什么？

专家解读

低血糖纠正后，还要时刻注意防止低血糖"回弹"。

如果距下一餐进餐不超过 1 小时，可在纠正低血糖后等待进餐，无须再吃其他食物。

如果距下一餐进餐还有 1～3 小时，需要再吃含 10～20g 碳水的慢速升糖食物。

如果距下一餐进餐在 3 小时以上，例如，低血糖发生在睡前，需要再吃含 20～40g 碳水的慢速升糖食物。

慢速升糖食物除了含碳水化合物以外，还含有蛋白质、脂肪和纤维素，这些成分会延缓碳水化合物在体内转化成葡萄糖的速度，如纯牛奶、巧克力、饼干等。

纯牛奶是睡前预防低血糖最常用的食物。由于含有蛋白质与脂肪，牛奶升糖速度较慢但持久，常常用来维持夜间血糖。

巧克力、饼干、蛋糕，这些食物虽然含有丰富的碳水，但同时也含有丰富的脂肪，因此对血糖的影响相对较持久。

苹果、香蕉等水果由于含纤维素，属于慢速升糖食物。在有明显低血糖症状时，需要削皮、切割等处理的水果，不建议作为纠正低血糖的食物。

敲黑板、画重点

低血糖发生使大脑功能受损，严重的会危及生命。

考考你

如果发生低血糖应该马上做什么？

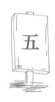

五 正确做到控制饮食

32 课代表赵川提问

糖尿病患者控制饮食就是要少吃吗？

专家解读

糖尿病患者的食物总量并非越少越好，而且种类选择也并不局限。

控制饮食的重点不在于"控制"，而在于"管理"。通过饮食管理，让食物发挥它的最大价值，在血糖达标的情况下，还能获得充足的营养。

事实上，糖尿病饮食是世界上最健康的饮食之一。

不同人群进行饮食管理的目的有所区别。儿童和青少年可以通过均衡饮食维持正常的生长发育，保持健康体重；成年人则可以维持理想血糖和体重，并改善健康状况。

过度控制饮食，将导致营养不良，甚至引发疾病。

合理的饮食管理，在获得良好血糖的同时，也能保证营养充足，促进健康。

33 课代表赵川提问

都说管住嘴很重要，如何计算糖尿病患者一天应该摄入的总热量？

 专家解读

糖尿病患者必须进行总热量的控制，如何确定每天应摄取多少热量呢？一般来说，糖尿病患者的摄入总热量取决于年龄、性别、体重、体力活动强度，如果年纪轻、男性、体重较轻、体力活动大者，每天摄取的总热量可稍偏大；如果患者正处于儿童期、青春期、妊娠期、哺乳期，每天摄取的总热量，特别是蛋白质摄入量还可以更多一些。通常按体重和体力活动的情况每天每千克体重摄取的总热量可在 15～50 千卡（63～210 千焦）。

糖友可根据自己的体重特点以及每天的活动强度，先计算出每天到底应该摄取多少热量，然后再进一步计算自己对各种食物应该吃进多少才比较适宜。

34 课代表赵川提问

管住嘴是对糖尿病患者最好的管理，糖尿病患者应该怎么吃？

专家解读

实际上，糖尿病患者吃什么都可以，每天摄入的总热量随着个人的身高、体重、代谢率、活动情况、应激状态等来确定总量和种类。

糖尿病患者每天应摄入的总能量应在医生和营养师的评估和指导下进行计算。请医生或营养师提供一个适合自己的营养结果和总量。不要急于"一步到位"。应该根据实际进食量配合医生推荐的量逐步调整自己的饮食，以达到理性效果。

平时要养成坚持写饮食日记和血糖日记的习惯，以达到通过饮食管理协助血糖平稳的目的。如果发现这样的饮食让人难以适应或血糖波动仍然较大，需要及时就医，带上饮食日记和血糖日记去医院复诊。

35 课代表赵川提问

糖尿病患者如何保证营养均衡？

专家解读

食物中有六大必需营养素，即碳水化合物、蛋白质、脂肪、维生素、矿物质和水。其中，碳水化合物、蛋白质和脂肪是人体内三大主要营养素，其他营养素也极为重要，应均衡饮食，保证六大必需营养素的摄入量。每一种食物并非只有单一的营养素，而是含有多种营养素，只是含量不同。

（1）碳水化合物在谷类食物中的含量多，所以，谷类是碳水化合物的主要食物来源。

（2）绿叶菜是指以绿叶、嫩茎或叶柄为主的一类蔬菜，包括菠菜、生菜、芹菜、韭菜等。绿叶菜中含有多种人体所必需的营养成分，长期食用可以有效地为机体补充营养。绿叶菜是人体所

需维生素 B_2（核黄素）的主要来源，该物质可以在一定程度上保护眼睛，缺乏时可能会导致眼睛出现怕光、流泪等现象。

（3）肉类含有丰富的脂肪、优质蛋白质、矿物质及多种维生素等营养物质，这些营养物质均是人体所需。肉类虽然营养丰富，但是要注意健康风险，吃太多红肉，如猪肉、牛肉等，可能会过多摄入脂肪，容易引起肥胖，过多的蛋白质也会增加胃肠道的负担，容易引起消化不良。

另外，我们要特别提醒糖尿病患者：定时定量、食物多样的同时，一定不要忘了清淡，少油、少盐！因此还是那句话，均衡饮食最重要。

36 课代表赵川提问

糖尿病患者是不是进食蔬菜越多越好，米饭越少越好？

专家解读

其实，蔬菜不仅仅是绿叶菜，它可以分为淀粉类蔬菜和非淀粉类蔬菜。淀粉类蔬菜含糖量较高，过量食用将不利于血糖控制。所以食用淀粉类蔬菜时应适当减少主食，如土豆、芋头、红薯、淮山药等。

那么，每天到底该吃多少蔬菜呢？推荐每人每天吃蔬菜 300～500g，深色蔬菜占一半；做到餐餐有蔬菜，在一餐的食物中，蔬菜的重量占一半。吃太多蔬菜会导致吃不下其他种类的食物，不能均衡摄入营养素，也容易导致营养不良。

主食是我们的主要食物，以碳水化合物作为主食，应占摄入总热量的 50% 左右。糖尿病患者应该好好管理主食的摄入，不仅在于选择主食种类，更关键的是总量的控制。建议是每餐要定时定量。主食到底吃多少要因人而异，如果每天生活规律、运动量不变，那么每个人的主食量可以是固定的。

粗杂粮（稻米、小麦、玉米、大麦、燕麦、黑米等，如果加工得当都是全谷物的良好来源）应占主食摄入量的 1/3。需注意的是，粗细粮要搭配着吃，不能只吃粗杂粮、不吃精细粮。

有糖尿病肾病的患者，更应在营养科医生的指导下制订个体化营养方案。

37 课代表赵川提问

哪些肉类食物适合糖尿病患者呢？

专家解读

肉类食物包括鱼、禽、蛋和瘦肉，含有丰富的优质蛋白质，还含有脂类、脂溶性维生素、B 族维生素和矿物质等。

但有些肉类（如畜肉、蛋黄等）含有较多的饱和脂肪酸和胆固醇，过多食用会增加肥胖和心血管疾病的风险，所以应适量食用。

糖尿病患者选择肉的种类，优先级别排序如下：水产类＞禽类＞畜肉（畜肉应选瘦肉）。

按照肉质的颜色：白肉（鱼、虾、鸡肉等，注意不包括肥肉）

优先于红肉。

按照动物腿的多少：没有腿的好过有腿的，2 条腿的好过 4 条腿的，4 条腿的要选瘦的。

大多数中国人吃畜肉最多，这样的饮食习惯需要调整。国内外营养学家均推荐优先选择鱼和禽类。

另外，吃鸡蛋不要丢弃蛋黄，蛋黄是蛋类营养物质的主要集中部分。

还有一个重要提示，最好吃新鲜肉，烟熏和腌制肉类在加工过程中容易沾染致癌物质，应该尽量少吃或不吃。

38 课代表赵川提问

有没有一些食物是可以帮助糖尿病患者控制餐后血糖的？

专家解读

实际上食物中的三大营养素——碳水化合物、蛋白质和脂肪是食物影响血糖的主要因素。食物中的营养素进入肠道后，得转化成葡萄糖才能升高血糖。不同食物的升糖作用是不一样的。

碳水化合物对血糖的作用迅速而短暂，血糖的峰值高。餐后 2 小时血糖主要来自碳水化合物；而肉类食物、奶、豆类和油脂类升血糖较缓慢持久一些，这就是为什么吃油腻的红烧肉之后一整天的血糖都很高。

相比于米饭，米粥属于高升糖食物。实际上，影响血糖升高的是升糖指数（GI），它的指标常用来衡量食物升高餐后血糖的能力。GI 值可以告诉我们这种食物属于高升糖的还是低升糖的。

升糖指数（GI）是以葡萄糖为标准（葡萄糖的 GI 值为 100），将 GI 值分为三种程度：高 GI、中 GI 和低 GI。不同食物的 GI 不一样，但是同一种食物的 GI 也可能不一样。

同样是大米，白米粥就比白米饭的 GI 高。这是因为食物经过长时间的烹饪后，变得更容易吸收、更容易升糖了。所以，GI 值是会被烹饪时间和烹饪方法改变的。

一般来说，粮食越精细，烹饪时间越长，GI 就越高；相反，粗杂粮和混合食物的 GI 值更低。

39 课代表赵川提问

如果我们知道哪些食物特别容易升糖，是不是可以不吃，如我们都知道碳水化合物会升高血糖，为何我们还必须吃？

专家解读

现在很多人说要减肥不吃主食，或要降糖不吃主食，碳水化合物是不是糖尿病患者的天敌呢，我们先看看它进入人体后的原理。

食物中的碳水化合物进入小肠后，大部分被转化成葡萄糖，且转化迅速，在餐后 15～20 分钟即可，而蛋白质和脂肪很少直接变成葡萄糖，它们是通过其他的"弯路"升糖，所以血糖升高的峰值较低，但升糖作用缓慢且持久。

人体活动的能量大多来源于葡萄糖。尤其是人的大脑，在正常情况下只用葡萄糖作能量。而葡萄糖基本来自碳水化合物，所以，碳水化合物必须得吃！

不过，碳水化合物确实容易升高血糖。对糖尿病患者来说，科学合理的饮食太重要了。

40 课代表赵川提问

每天该吃多少碳水化合物呢？

专家解读

根据消化吸收程度，碳水化合物被分为两种：

一种是可以被人体吸收利用的有效碳水化合物。包括白糖、黄糖、冰糖中的蔗糖、水果中的果糖、谷类食物中富含的淀粉等。蔗糖和果糖的结构比淀粉简单，吸收利用率相对比淀粉快，血糖上升速度也更快。

另一种是不能被人体消化的碳水化合物。如膳食纤维、杂豆（绿豆、红豆、鹰嘴豆等）、全谷物（燕麦、荞麦、黑米、糙米等）及蔬果中富含膳食纤维，所以其消化吸收速度慢，可以延缓血糖的上升，因此，适当增加粗粮摄入有助于控制血糖。为了确保大脑的运转，成人每天进食碳水化合物的底线是 130g。目前普遍的建议是，每天吃的碳水化合物占总能量摄入的 45%～60%。也就是说，如果每天吃的食物总能量一共有 1600 千卡，那么碳水化合物提供的能量得有 720～960 千卡 。

建议在日常饮食中增加一些对血糖影响较小的碳水化合物，并搭配好不同结构和作用的碳水化合物，如精细粮中的淀粉和粗粮中的膳食纤维。

有两类食物的碳水化合物含量极少：

第一类是肉蛋类：鱼禽肉蛋类，属于蛋白质类食物，提供丰富的优质蛋白，如鱼虾、鸡肉、瘦肉、鸡蛋等。

第二类是油脂类：属于脂肪类食物，包括食用油和坚果类，其中，食用油是不含碳水化合物的，而坚果则含有少量的碳水化合物。

碳水化合物是必须要吃的。注意在日常饮食中增加一些对血糖影响较小的碳水化合物，搭配好不同结构和作用的碳水化合物，如精细粮中的淀粉和粗粮中的膳食纤维相搭配，控制好总量，才是关键所在。

41 课代表赵川提问

糖尿病饮食在糖尿病的治疗中作用大吗？

专家解读

如果把糖尿病的治疗比作 5 匹马拉一套车的话，那糖尿病的饮食治疗就应该是这套车的驾辕之马。也就是说饮食治疗对糖尿病是最为重要的一环，任何一种类型糖尿病，任何一位患者，在任何时间内都需要进行糖尿病的饮食治疗。可以说，一位患者可以不需要药物治疗，个别患者可能无法进行体育锻炼，但对任何糖尿病患者来说，没有饮食治疗，就没有糖尿病的满意控制。

糖尿病患者都有不同程度的胰岛素合成和分泌能力的下降，

餐后血糖就可能升得很高，以致达到严重危害健康的水平。另外饮食不当，摄取热量过多，也可使患者的血压升高、体重增加，而这些改变对一个糖尿病患者来说是非常有害的。所以每位糖尿病患者都必须把合理控制饮食作为与疾病做斗争的必要手段，终身进行饮食控制。顺便说一下，饮食控制不只是对于糖尿病患者，而是对每一个中年以上的人来说，都是有利的养生之道。

敲黑板、画重点

饮食管理在治疗糖尿病中起到非常大的作用。

考考你

糖尿病患者是不是可以只吃蔬菜和蛋白质不吃碳水化合物？

六 普及糖尿病防治知识

42 课代表赵川提问

为什么要进行糖尿病健康教育？

1995 年，世界卫生组织对糖尿病防治提出的口号是"减轻因为对糖尿病无知而付出的代价"。这个口号道出了糖尿病教育对防治糖尿病的极端重要性。

目前，因为对糖尿病知识的无知而付出的代价实在是太惨重了。据报道，多数糖尿病患者得到明确诊断之时，实际上已在不知不觉中患糖尿病 7～10 年之久，许多患者已经有了相当严重的糖尿病慢性并发症，甚至已经到了失明、肾功能衰竭或截肢的边缘。许多人对糖尿病的危害一无所知，觉得"能吃能睡，不痛不痒"，"没有什么了不起"，结果延误了病情。许多人不知道糖尿病应怎样检查、怎样处理，或者有病乱投医，病情得不到正确的治疗而任其发展。所以，大力普及糖尿病防治知识，使之做到家喻户晓，懂得糖尿病应该如何预防、如何检查、如何治疗是极为重要的，进行一些有关糖尿病的知识教育，就会使糖尿病的发病率、致残率及致死率明显下降，使个人、家庭、单位、国家免受巨大的损失。

43 课代表赵川提问

作为糖尿病患者的家属应如何配合治疗？

专家解读

糖尿病患者需要参加社会活动，与社会发生联系。其中对他们影响最大的是糖尿病患者的家属。所以作为糖尿病患者的家属对其病情的控制有着重大的责任。

首先，家属需要理解和关心患者，不要因为怕脏、怕麻烦而嫌弃他们。要为其提供一个亲密、和谐的家庭环境。

其次，要认识到控制好糖尿病患者的病情，避免糖尿病的各种并发症是糖尿病患者及其家属的共同利益所在，自觉鼓励和帮助患者做好饮食控制和体育锻炼，督促其按时服药，并做好糖尿病的监测，使他们的病情得到最为满意的控制。

最后，糖尿病患者的家属要不断学习糖尿病的防治方法，丰富有关糖尿病，特别是观察糖尿病酮症酸中毒和低血糖等急性并发症的经验，以便及时发现危险病情，并给予必要的处理。

44 课代表赵川提问

糖尿病患者能否享有与正常人一样的寿命？

对糖尿病患者寿命的最大威胁不是糖尿病本身，而是它的并发症，我们经常可以看到许多糖尿病患者因为长期坚持正确的治疗和监测，直到 70 岁，甚至是 80 岁以上还健在的例子。所以说问题不在于能不能长寿，而是如何才能做到长寿。要做到健康长寿，首先要做到正确对待糖尿病，保持乐观、宽厚、豁达的心态；其次是长期坚持正确的饮食、运动和药物治疗，使体重、血糖、血压和血脂保持基本正常的水平；最后是对糖尿病进行系统的监测，如果有控制不佳或者并发症发生的情况，及时发现，及早有效地予以治疗。

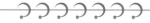

糖尿病患者寿命最大的威胁是并发症。

45 课代表赵川提问

得了糖尿病是否还能进行正常工作？

专家解读

答案是肯定的。糖尿病患者的血糖在得到良好控制时，完全能够参加正常的工作。

第一，有机会继续为社会作出贡献，意识到自己是社会所需之人，可以保持工作和生活的自信心。

第二，广泛接触他人，可以增加生活的乐趣，保持生活的愉快。

第三，保持一定的运动量，对降低血糖、减轻体重有很大帮助。

第四，工作可以带来收入，以减轻患者及其家庭的经济压力。但糖尿病患者必须记住在单位要做自己适合做的工作，做到劳逸结合，尽量避免危险的环境如高空作业，以及其他不规律的工作。

46 课代表赵川提问

糖尿病患者在饮食上有很多需要注意的，那么聚餐时应注意什么？

专家解读

糖尿病患者聚餐时必须坚持正确的饮食治疗原则。大吃大喝会造成病情波动，甚至引起糖尿病酮症酸中毒，这样对身体是很不利的，必须尽量避免。

建议糖尿病患者应该坦诚地告诉别人，自己有糖尿病。让他们知道自己什么东西可以吃，什么东西不可以吃。即使碰上布菜、敬酒、劝烟的场合，也不动摇。

47 课代表赵川提问

得了糖尿病能不能出差或旅游？

糖尿病患者完全可以出差或旅游。需要注意的是，外出活动总会伴发一些生活规律的变化，患者要学会在这种变化中妥善安排自己的饮食、起居，坚持用药，尽可能地减少生活变化对病情控制的影响。

第一，尽量不使作息时间有明显的改变，要知道只有按时起床和休息、按时吃饭、按时服药才能维持病情的稳定。

第二，注意坚持饮食控制，不能吃的东西不要吃，不该喝的东西不要喝，特别是不要酗酒和吸烟。

第三，避免过度劳累。

第四，按时服药，不提倡为了外出方便而改变药物治疗方案。

第五，注意病情监测，及早发现病情的变化以便及时处理。外出时最好随身携带尿糖和尿酮体试纸，如有血糖仪用于血糖的检测就更加方便。

48 课代表赵川提问

为什么糖尿病患者必须过有规律的生活？

专家解读

糖尿病患者的生活必须规律，否则难以得到血糖的良好控制。人的生命活动是有一定规律、一定周期的。所以，糖尿病患者什么时候该吃饭，什么时候该打针吃药，活动量应该是多大，什么时候该休息，都是有一定规律的，随便打破这种规律会造成血糖的波动，从而影响对病情的控制。所以糖尿病患者的生活一定要有规律且定时定量进餐、锻炼和用药。

49 课代表赵川提问

老年糖尿病患者应该注意什么？

专家解读

（1）需要反复、耐心地宣讲糖尿病知识：老年人记忆力下降，反应能力降低，部分老年患者知识水平比较低，这就给一部分老年糖尿病患者掌握糖尿病防治知识和技能带来困难，他们更需要人们的关心，家属和医生应该怀有更多的爱心、耐心，细致地对他们进行糖尿病知识的宣讲。

（2）提倡平衡饮食及少量多餐的原则：既要避免热量摄入过多，又要防止营养不良。

（3）适当锻炼：要选择适合老年人身体特点的方式和总量坚持进行体育锻炼，以降低血糖、保持体重、增强体质。

50 课代表赵川提问

老年糖尿病治疗的特点是什么？

专家解读

老年糖尿病群体在治疗的时候，要注意下列问题：

第一，药物治疗要适度：要防止高血糖、高血脂和高血压对身体的影响，同时要特别小心低血糖，尤其是无症状性低血糖对老年人的危害。

第二，多查血糖，注意心脑血管并发症发生的可能：老年人有时肾糖阈增高，尿糖偏低，不能反映血糖水平，所以定期检查血糖是必要的。另外，老年人发生心脑血管病变的机会比年轻人多，也应予以足够的重视。

敲黑板、画重点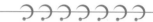

老年人发生心脑血管病变概率大。

51 课代表赵川提问

妊娠糖尿病的特点是什么？

专家解读

孕妇得糖尿病称为妊娠糖尿病，如果不及时进行治疗对孕妇和胎儿来说是很危险的。

妊娠期糖尿病要早诊断、早治疗，提倡每个孕妇定期查血糖，及早发现。如果被查出妊娠糖尿病，孕妇和家属也不要紧张。

第一，要考虑的是对妊娠的处理，发病年龄小、病程长、并发症重的患者应建议其引产以终止妊娠，否则对大人、孩子都十分不利。可以继续妊娠的妇女应在治疗中学习相关知识，武装自己的头脑，以利于应付不同的情况。

第二，饮食控制可以适当放宽。

第三，要坚持适量的运动，糖尿病孕妇必须坚持锻炼身体，这对避免体重过度增加、顺利分娩都是有好处的，当然运动的方式和总量要符合妊娠的特点。

第四，除饮食控制外，必须使用胰岛素治疗，以避免口服药物可能对胎儿造成的不良影响，如畸形、新生儿低血糖症及新生儿乳酸性酸中毒等。

第五，以血糖为指标来观察病情控制，三分之一的孕妇尿糖阳性而血糖正常，更多的患者尿糖过分敏感，容易产生误导。

第六，勤到医院去检查，糖尿病孕妇比单纯的糖尿病或者单纯的妊娠要复杂得多，所以随着孕期的进展，要逐渐增加就医次数，增加产前检查的次数，注意对糖尿病孕妇及其胎儿的监测，同时做血糖、尿常规、肾功能和腹部超声检查，并注意肝功能、血脂及眼科的检查和治疗，以确定妊娠的周数、胎儿的健康程度、糖尿病及其并发症的程度，要选择适当的时机结束妊娠。

52 课代表赵川提问

糖尿病患者在注意了运动、饮食之后，还有什么要注意的？

专家解读

我们通常说糖尿病治疗有五项原则：

第一，糖尿病的教育与心理治疗，其主要目的是让糖尿病患者真正懂得糖尿病，知道如何对待和处理糖尿病。

第二，糖尿病饮食治疗，使糖尿病患者做到合理用餐，为糖尿病的其他治疗手段奠定基础。

第三，运动疗法，让患者长期坚持适量的体育锻炼，保持血糖水平正常和身体健康。

第四，糖尿病的药物治疗，在单纯饮食及运动治疗不能使血糖维持基本正常水平时，适当选用口服降糖药物或胰岛素，并根据临床需要，服用降脂、降压及其他药物，使患者维持全面正常状态。

第五，糖尿病病情的监测，使患者定期检查血尿、心电图及眼底病变，以期仔细了解病情，指导治疗。

知道这五条基本原则后，作为糖尿病患者及其家属，还有注意，如有不适及时就医，谨遵医嘱。

53 课代表赵川提问

糖尿病的治疗目标是什么？

专家解读

既然是病就要治，得了糖尿病就要治疗。糖尿病的治疗目标有三条：

第一，使糖尿病患者血糖、蛋白质、血脂以及血液中的水、无机盐和酸碱度都维持在基本正常的水平，不发生糖尿病酮症酸中毒、高渗性非酮症糖尿病昏迷等急性并发症。

第二，使糖尿病患者避免或延迟慢性并发症的发生，尽量减轻这些并发症所造成的失明、尿毒症、肢体残废和过早死亡。

第三，使糖尿病患者能够保持充沛的精神和体力，有从事正常工作和日常活动的能力，享受和非糖尿病者一样的高质量生活及基本相同的寿命。

54 课代表赵川提问

测定血胰岛素及C-肽水平有什么意义？

专家解读

血胰岛素和C-肽是反映患者体内胰岛素分泌能力的指标。血胰岛素的测定受是否使用胰岛素的影响较大，而C-肽的测定不受胰岛素的影响。要想了解自身胰岛素分泌的情况，需要测定空腹和餐后血胰岛素以及C-肽水平。1型糖尿病患者的血胰岛素和C-肽水平很低，而且难以恢复。2型糖尿病患者的血胰岛素和C-肽大多数也是低的，进餐后血胰岛素和C-肽的高峰出现较晚，但在血糖控制较好以后，他们的血胰岛素和C-肽水平可有一定程度的回升，少数人血胰岛素及C-肽水平不低甚至是升高的。糖耐量低减者常有高胰岛素和C-肽血症出现，但是服糖或吃馒头后的血胰岛素及C-肽高峰后移者很常见。

敲黑板、画重点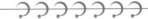

糖尿病患者即便自己没有感觉也要马上就医。

55 课代表赵川提问

得了糖尿病对眼睛有什么影响？

专家解读

眼睛相关的并发症叫糖尿病视网膜病变，是糖尿病的慢性并发症之一，可危害患者视力，严重者甚至失明。

糖尿病对眼睛的影响非常大，糖尿病眼病引起的双目失明要比非糖尿病者高出 25 倍，世界上引起双目失明最重要的原因就是糖尿病眼病。糖尿病可以影响机体从外到内各种组织结构。

糖尿病视网膜病变是由于长期血糖不稳或者持续处于高血糖状态，造成微血管受损，引起视网膜缺氧，进而出现眼底出血、机化，严重时导致视网膜剥脱，甚至失明。

根据严重程度，糖尿病视网膜病变可分为两大类型：单纯型（又称为非增殖型）和增殖型。增殖型的危害更大，更容易出现视网膜剥脱，甚至失明。

通常情况下，早期视网膜病变者可以无自觉症状，随着病情的加重，会出现不同程度的视力减退，眼前有黑影飞舞，或者视物变形，甚至失明。

除了糖尿病视网膜病变，白内障也较为常见且是威胁视力甚至失明的原因之一。

所以，应该及时、定期进行眼部检查，以做到早发现、早治疗。

课代表赵川提问

糖尿病常见急性并发症有哪些?

【专家解读】

所谓急症就是发病时间短、进展快,如果不及时处理,可能会危及生命。

糖尿病的急性并发症有好几种,其中以低血糖症和酮症酸中毒最常见。另外还有一种叫糖尿病非酮症高渗性昏迷(简称高渗性昏迷)。至于酮症,是因为患者体内胰岛素严重缺乏,糖脂代谢失衡并导致机体大量脱水。而高渗性昏迷严重时可以引起脑细胞脱水,从而损伤中枢神经系统,严重的患者多有昏迷,甚至死亡。

究其原因,是因为糖尿病长期得不到有效控制或者胰岛素严重缺乏,导致血糖过高,累及机体多组织器官,病情危重,需要及时住院治疗。

所以,糖尿病患者需要定期监测血糖以及糖尿病并发症的相关指标,做到早预防、早发现、早治疗。

 课代表赵川提问

什么是糖尿病酮症酸中毒?

【专家解读】

要了解酮症酸中毒,先得知道什么是酮体。人体的主要能量来源是葡萄糖，但在某些情况下，人体会通过脂肪分解来提供能量，这个过程中就会产生酮体。酮体是酸性的，一旦酸性的酮体在血液中的浓度过高，会影响身体内环境的稳态，导致血液中的"酸度"越来越高；如果酮体在体内持续堆积，会发展至酮症酸中毒。

按照酸中毒的程度，可以分为轻度、中度和重度，如果没能及时发现和处理，这个病是会累及中枢神经系统的！最严重的情况可以导致昏迷甚至死亡。

糖尿病酮症酸中毒的早期常常难以发现，随着病情进展，可以出现一系列的症状。早期可能出现突然加重的多尿、多饮、多食以及体重减轻，更严重的患者会出现恶心、呕吐、疲乏、头痛、呼吸深快、嗜睡等酸中毒表现。

特别典型的表现是在呼出的气体中有一种烂苹果的味道，这个时候就要格外警惕酮症酸中毒了。但防控的关键还是把血糖控制好，按时打胰岛素。

58 课代表赵川提问

既然糖尿病酮症酸中毒这么可怕，那么它的"元凶"有哪些？

专家解读

酮体可分为饥饿性酮体和糖尿病酮体。

当人体没有摄入足够的食物或者发生胃肠炎、呕吐等情况时，身体里的葡萄糖耗尽，不能满足人体的能量需求，会通过脂肪分解提供能量，产生酮体，称为饥饿性酮体。这种酮体不论是糖尿病患者还是正常人都可能会出现。

饥饿性酮体是正常现象，但由于血糖过高导致的"糖尿病酮体"就不同了。

胰岛素在人体内就像一把钥匙，打开葡萄糖进入细胞的大门，将血液中的葡萄糖转化成能量，供身体使用。

虽然糖尿病患者血液中有足够的葡萄糖，但由于缺乏胰岛素这把钥匙，导致葡萄糖滞留在血液里，不能进入细胞内发挥作用，从而使细胞处于饥饿状态。但细胞不能一直挨饿，这时候脂肪站出来了，身体通过"燃烧"脂肪提供能量。脂肪"燃烧"的过程中会产生大量的酮体，这种酮体称为糖尿病酮体。

有许多原因可能诱发糖尿病酮症酸中毒，总结起来有下面几点：

第一，突然中断胰岛素治疗或不适当地减少了胰岛素剂量。例如，自行停用胰岛素治疗、忘记注射胰岛素、注射了"变质"的胰岛素（如胰岛素存放于过热或冰冻的环境中）、胰岛素剂量不够、胰岛素泵由于管路扭曲或阻塞未能按时输入胰岛素等。

第二，各种感染。感染是导致糖尿病酮症酸中毒最常见的诱因，其中以肺部感染（俗称肺炎）和泌尿系统感染最为常见。

第三，饮食失控。如大量进食高糖和 / 或高脂食物。

第四，脱水（如大量出汗而没有及时补充水分）、生病期间护理不善、青少年快速生长期或青春期、妊娠或分娩时、压力或手术等应激状态、药物、酗酒等原因也会诱发酮症。

第五，感染是导致糖尿病酮症酸中毒最常见的诱因，其中以肺部感染和泌尿系统感染最为常见。

59 课代表赵川提问

普通糖尿病患者应该如何预防糖尿病酮症酸中毒?

专家解读

第一,遵守胰岛素治疗方案,避免胰岛素不适当减量或中断胰岛素治疗。

第二,坚持自我血糖监测,发现血糖波动应及时就诊,根据医生的建议调整胰岛素剂量,保持良好的血糖控制。

第三,定期监测尿酮体或者血酮体,了解尿量的变化;如果出现中度或重度的尿酮,或血酮高于 1.0mmol/L,应及时就诊。

第四,保持良好的习惯,抵制可能诱发糖尿病酮症酸中毒的各种因素,例如,保持良好的情绪、避免饥饿、增强体质、预防感染等。

第五,酮体升高时避免运动,否则酮体水平可能会继续上升,诱发酮症。

第六,大量饮水很重要,补充足够的水分对去除酮体很有帮助。

60 课代表赵川提问

糖尿病还可能引起糖尿病肾病,什么是糖尿病肾病?

专家解读

糖尿病肾病是糖尿病的慢性并发症之一,是导致肾功能衰竭的一大元凶。

61　课代表赵川提问

糖尿病肾病在不同时期有哪些症状呢？

专家解读

糖尿病肾病早期可无任何表现，仅通过检查发现微量白蛋白尿。到了进展期，大多数患者首先出现明显的蛋白尿，此时可能没有太多的临床表现；有些患者在傍晚出现双下肢水肿，休息后消失。

明显的临床症状一般出现较晚，通常持续蛋白尿病程 10 年以上才会出现，如水肿，晨起眼睑、颜面部浮肿，食欲减退、口臭、恶心呕吐，持续蛋白尿（尿中泡沫较多）、乏力、精神萎靡等。

晚期是最严重的阶段，表现为严重的肾功能衰竭或尿毒症。但是，只要管理好血糖、定期筛查，"糖肾"其实很好预防。

62　课代表赵川提问

糖尿病周围神经病变是怎么引起的？

专家解读

糖尿病周围神经病变属于糖尿病慢性并发症的一种，最好的预防措施就是控制好血糖！

糖尿病周围神经病变常常分为五种类型。最常见的是远端对称性多发性神经病变，就是手脚麻。

其中，自主神经病变也比较常见，可累及心血管、消化、呼吸、泌尿生殖多种脏器，表现为低血糖、心动过速、直立性低血压、胃轻瘫、便秘、腹泻、大小便失禁、勃起功能障碍、多汗或汗液减少等。

糖尿病周围神经病变有多种类型，有多样的症状，应定期进行糖尿病神经病变的筛查。

63 课代表赵川提问

什么是糖尿病性胃轻瘫？

专家解读

胃轻瘫是胃的自主神经病变，糖尿病是导致胃轻瘫发生的最常见原因。

胃轻瘫会导致食物从胃运输至小肠以及被消化吸收入血的过程发生异常。通俗地说，就是食物难以从胃运输到小肠，胃排空的速度变慢了。

糖尿病患者有以下表现时需警惕胃轻瘫：

第一，胃灼热、腹部不适或腹痛。

第二，恶心、呕吐未经消化的食物。

第三，早饱感、食欲下降。

第四，体重下降。

第五，血糖近期不容易控制、胃痉挛等。

以上症状在进食固体食物、高纤维食物、高脂肪食物或喝碳酸饮料时会加重。

正常情况下，人体进食15～20分钟后，食物就会陆续从胃运送到小肠，在小肠内被吸收，血糖也随之升高。

如果发生胃轻瘫，那么，食物运输延缓，停留在胃中或者某一段小肠中时间较长，导致食物消化吸收减缓，血糖也升高缓慢，此时注射胰岛素后，容易发生低血糖；几个小时后，食物逐渐被消化吸收，又会出现延迟的高血糖。

糖尿病患者出现胃部不适，且血糖忽高忽低，应注意排除胃轻瘫，早发现、早治疗。

64 课代表赵川提问

什么是糖尿病足？

专家解读

糖尿病足是糖尿病的慢性并发症之一。它是由于下肢远端神经病变和血管病变导致的足部感染、溃疡和（或）深层组织破坏。

下肢的神经病变可以表现为皮肤干而无汗，足趾刺痛、灼痛、麻木、感觉减退或缺失，有袜套样感觉，行走时脚踩棉絮感。

更可怕的是下肢缺血，可以表现为皮肤营养不良、肌肉萎缩、皮肤干燥、弹性差、皮温下降等。随着病情加重，可出现疼痛、趾端坏死、足跟受压部位出现溃疡和感染。

糖尿病足多数发生在足溃疡之后，可以理解成烂脚，小面积烂脚可以是某个脚指头；大面积烂脚可以是整只脚，深可见骨，严重的只能截肢。

65 课代表赵川提问

糖尿病足的危害真大，是不是得了糖尿病足就只能截肢？

专家解读

不一定。病情较轻的护理好了可以愈合，严重的可能需要截肢，更严重的就致命了。据调查，全球每 20 秒钟就有 1 例糖尿病患者截肢。糖尿病足预后甚至比大多数癌症的病死率和致残率还高（除肺癌、胰腺癌等）。

有一些因素可以增加糖尿病足的发生风险：

第一，已经患有糖尿病周围神经病变。

第二，合并糖尿病周围动脉病变，也就是血管病变。

第三，以前有过截肢（趾）。

第四，足底压力增高，如穿了不合适的鞋袜。

第五，足部有嵌甲、水疱、出血及真菌感染等。

控制血糖、做好足部护理是预防糖尿病足的根本措施。

敲黑板、画重点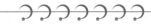

糖尿病有很多并发症，所以要随时监控血糖，控制血糖，预防并发症。

考考你

老年糖尿病患者应该注意什么？

糖尿病治疗的五项原则是什么？

糖尿病有哪些并发症？

高尿酸血症——痛风

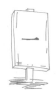

一 认识高尿酸血症—痛风

1 课代表赵川提问

高尿酸血症患病率有多大？

专家解读

高尿酸血症在全球广泛流行，目前我国约有 1.7 亿高尿酸血症患者。沿海等局部地区患病率甚至高达 23.5%。也就是说在我国，如果在人群中随机挑出来 12 个人，就很可能有 1 个被诊断为高尿酸血症；要是在东南沿海，这个比例会提高到 5 个人里就会有 1 个。从我国高尿酸血症的患病率看，这样的比例已经紧追糖尿病的患病率。

2 课代表赵川提问

尿酸是怎么形成的？

专家解读

人体尿酸主要来源于两个方面：

第一，人体细胞内蛋白质分解代谢产生的核酸和其他嘌呤类化合物，经一些酶的作用而生成内源性尿酸。

第二，食物中所含的嘌呤类化合物、核酸及核蛋白成分，经过消化与吸收后，经一些酶的作用生成外源性尿酸。

敲黑板、画重点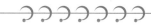

爱吃海鲜的朋友要注意检查尿酸。

3 课代表赵川提问

人体的尿酸是怎么排出体外的？

专家解读

人体每日产生 600～900mg 尿酸盐，2/3 从尿液中排出体外。如果肾功能不良或者机体产生的尿酸过多，血液中的高浓度尿酸就会引起关节内的结晶沉积。研究表明，原发性痛风的患者中有 60%～90% 尿酸排泄减少；肾功能严重损害的人，可因为肾脏排泄尿酸障碍而导致痛风发作，临床上称为继发性痛风。

4 课代表赵川提问

什么是高尿酸血症？高尿酸血症就是痛风吗？

高尿酸血症是指血液中尿酸浓度过高。每个医院或检验室的正常参考值略有差异，一般来说，血液中尿酸男性＞420μmol/L（7mg/dL），女性的正常参考值比男性低60～70μmol/L（1mg/dL），女性＞350μmol/L（6mg/dL）就是高尿酸血症。

高尿酸血症的患者中只有5%～12%会得痛风，其余没有任何症状，因此尿酸过高并不等于痛风。大多数的高尿酸血症可以持续终身不出现症状，但是血尿酸水平越高、持续时间越长，发生痛风和尿路结石的机会就越多。所以说，高尿酸血症是痛风的重要生化基础。

敲黑板、画重点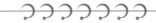

高尿酸血症患者不一定会痛风，但是痛风者一定有高尿酸血症。

5 课代表赵川提问

痛风到底是怎么形成的？

痛风是一种由嘌呤代谢紊乱所致的疾病，其临床特点为高尿酸血症及由此而引起的痛风性急性关节炎反复发作、痛风石沉积、痛风石性慢性关节炎和关节畸形，常累及肾脏，引起慢性间质性肾炎和尿酸肾结石形成。

敲黑板、画重点

如果关节炎反复发作，应该立刻就医，可能是血尿酸高了。

6 课代表赵川提问

很多人说痛风是一种"富贵病"，这是为什么？

专家解读

原发性痛风发病率与饮食中蛋白质含量密切相关。痛风之所以成为欧美国家的常见病是与进食高嘌呤、高蛋白食物有关。20世纪60年代日本经济腾飞以后，其国民饮食蛋白质含量显著升高，以致痛风成为日本人的盛行病。20世纪80年代以来我国国内痛风的流行病学变化也证实这一观点。

所以医生建议得了痛风的患者应该在饮食上特别注意。特别是少吃海鲜、红肉，另外最好不要喝啤酒。

敲黑板、画重点

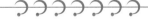

痛风患者要特别注意饮食结构调整。

7 课代表赵川提问

得痛风会有性别差异吗?

专家解读

　　痛风好发于男性,占 78%~95%,女性仅占 5% 左右,男性与女性比例为 20∶1。女性常在绝经后发病,行经期和妊娠期的妇女几乎不得痛风。

　　这可能与男女体内性激素水平的差异有关。雌激素有促进尿酸排泄的作用,而妊娠时,特别是妊娠早期,肾上腺皮质激素分泌增加,有抗炎作用。女性绝经后体内雌激素水平下降,是绝经后发病率增加的主要原因。

敲黑板、画重点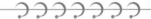

　　男性更要管住嘴。

8 课代表赵川提问

为什么中老年人容易得痛风?

专家解读

　　痛风发病具有明显的年龄特征,虽见于各年龄段,但原发性痛风以中年人最多见,40~50 岁是发病的高峰年龄,平均年龄 44

岁。男性发病通常在 45～50 岁以后，女性痛风发病年龄较男性晚，通常要到绝经期。

但有资料表明，我国近 20 年来痛风的初发平均年龄下降了 6.3 岁，不足 40 岁初次发病者增加了 26.3%，有年轻化的趋势。60 岁以上发病占全部病例的 11.6%；女性比例相对升高，占 29%。在儿童和老年痛风中，继发性痛风发生率较高，特别是儿童和老年患者，应该注意区别原发性或继发性痛风。

痛风喜欢中老年人的原因，可能与人体中血尿酸浓度随年龄的变化而变化有关。刚出生 24 小时到 3 天内，血尿酸水平升高。青春期，男性和女性均进入一个稳定阶段，约 214μmol/L（3.6mg/dL）。青春期以后，两性血尿酸水平均随年龄增加，但两性间有明显的差异，男性为 410～458μmol/L（6.9～7.7mg/dL），女性 339～393μmol/L（5.7～6.6mg/dL）。女性停经后尿酸值才逐渐上升，并接近成年男性的数值。所以，女性痛风发病年龄较男性晚，通常要到绝经期。

敲黑板、画重点

50 岁左右的朋友要多注意。

9 课代表赵川提问

痛风会遗传吗？

专家解读

　　高尿酸血症与痛风一样，有一定家族遗传倾向。研究表明，痛风有家族群聚现象，有家族史的患者病情较重，其男性发病率明显高于女性。双亲有高尿酸血症和痛风者，比单亲有高尿酸血症和痛风者病情重，有可能会在儿童期发病。原发性痛风基本属于遗传性疾病，高尿酸血症的遗传方式变异很大，可能是多基因遗传。

敲黑板、画重点

　　高尿血酸症会遗传。

10 课代表赵川提问

痛风和职业有关吗？

专家解读

　　但近年来，随着物质生活水平的提高，城乡差别、体力劳动与脑力劳动差别日益缩小，职业因素在痛风发病中的作用也越来越小。

敲黑板、画重点

　　注意饮食，少喝酒。

二 是什么让人如此疼痛

11 课代表赵川提问

痛风是什么因素造成的？

专家解读

第一，尿酸盐生成过多。原发性包括溶血，骨髓增生性疾病，红细胞增多症，银屑病，糖原累及症Ⅲ、Ⅴ、Ⅶ型，横纹肌溶解症，剧烈运动，饮酒，肥胖，进食富有嘌呤食物。

第二，尿酸盐排出过少。原发性包括肾功能不全、多囊肾尿崩症、高血压、酸中毒、铍中毒、结节病、铅中毒、甲状腺功能减退症、妊娠期高血压疾病、Batter综合征、Down综合征。

药物引起的包括阿司匹林（＞2g/日）、利尿剂、酒精、左旋多巴、乙胺丁醇、吡嗪酰胺、烟酰胺、环孢霉素。

第三，综合因素。包括葡萄糖-6-磷酸酶、果糖-1磷酸醛缩酶缺陷，休克等。

12 课代表赵川提问

什么情况最容易诱发痛风?

专家解读

痛风的急性发作往往是有诱因的,外伤、饮食不当、饮酒、药物及相关疾病可诱发急性关节炎。

任何的外伤,均可以使痛风发作。即使一些轻微的创伤,有时甚至是不被觉察的损伤,如行走、扭伤、鞋履不适,可致急性发作。这可能与局部组织损伤后,尿酸盐脱落有关。

第一跖趾(大脚趾)关节是全身各关节中单位面积受力最大的关节,常有慢性损害倾向,极易受损,如长距离步行、打高尔夫球等,均有可能引起急性发作。因此,第一跖趾关节是首次发病及发作频率最高的关节。一些特殊职业的特殊关节的慢性损伤,可引起某些关节的反复发作,如汽车司机的右膝关节、操作机器的特定手指关节等。

敲黑板、画重点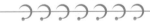

痛风的诱发因素很多,但是,不当运动也会引起高尿酸血症。

13 课代表赵川提问

为什么会从大脚趾开始痛,后期还会出现关节畸形?

专家解读

其实这也是肝肾双亏的一种症状，代谢失常产生了过多的尿酸，再加上肾的过滤功能也减弱了，导致血液里的尿酸排不出去，随着血液循环流动。

大脚趾关节是人体的最末梢关节，尿酸的结晶体最容易积聚在这里，也有的人是大拇指关节痛，都是同样的道理。

敲黑板、画重点

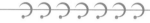

大脚趾关节突然疼痛可能是高尿酸血症。

14 课代表赵川提问

什么样的饮食习惯会引起痛风发作？

专家解读

不加节制地暴食富含嘌呤的食物，尤其同时大量饮酒可使血尿酸水平显著升高，诱发急性痛风。这是因为饮食中的嘌呤可影响血尿酸水平，高嘌呤饮食可增加尿酸合成，促使血尿酸升高。相反，控制饮食、降低体重可减少疾病发作。但是，严格控制高嘌呤饮食仅能降低血尿酸 60mmol/L（1mg/dL）。

通常在节假日、婚宴、喜庆美酒佳肴后，出现发作性的关节肿痛。这些食物包括：

（1）动物内脏，如肝、肾、脑、肠。

（2）某些海鲜，如鳀、沙丁鱼、虾、蟹。

（3）过多的肉类（特别是牛肉、羊肉）。

（4）过多的豆类（豆腐、豆奶和豆浆除外）、蘑菇、花椰菜等。

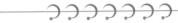

敲黑板、画重点

喜欢吃动物内脏的朋友，要小心了。

15 课代表赵川提问

饮酒对痛风有影响吗？

专家解读

饮酒对痛风的影响远比膳食要大得多。比较进食而不饮酒与进食同时大量饮酒的两组人，发现后者血尿酸水平显著上升。长期大量饮酒对痛风患者不利。

第一，可使血乳酸水平增高，抑制肾小管尿酸的排泄，导致血尿酸增高。

第二，可促进核苷在肝脏的分解代谢，使血尿酸增高。

第三，饮酒时通常伴有一些高蛋白、高脂肪、高嘌呤食物，导致血尿酸水平增高，可诱发痛风性关节炎急性发作。

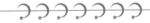

敲黑板、画重点

喝酒比吃海鲜对痛风的影响还要大。

16 课代表赵川提问

痛风有急性、慢性之分吗?

专家解读

有急性、慢性之分,痛风患者的自然病程及临床表现大致可分下列四期:①无症状高尿酸血症期;②急性痛风性关节炎发作期;③痛风发作间歇期;④慢性痛风性关节炎期。

痛风的急性发作,也称为急性痛风性关节炎,当体液中尿酸盐浓度增高呈过饱和状态时,在某些诱发条件下,如损伤、局部温度降低、局部 pH 降低、全身疲劳、酗酒等则易析出结晶,从而诱发痛风的急性发作。

不仅如此,临床上,长期使用利尿剂(如噻嗪类利尿剂)、维生素 B_1、胰岛素、青霉素、小剂量阿司匹林、抑制尿酸合成药(别嘌呤醇)、促尿酸排泄药(苯溴马隆)、环孢霉素、果糖等也可引起痛风急性发作。

另外,一些内科疾病和外科手术也会诱发高尿酸血症急性发作。高尿酸血症患者合并严重的内科疾病或进行外科手术时,分解代谢增加或内环境紊乱(如代谢性酸中毒等),可诱发痛风的急性发作。痛风发作通常在内科疾病期间,而外科手术者急性发作通常在术后 3~5 天。肿瘤患者细胞核酸代谢旺盛,可产生大量的尿酸,尤其是化疗、放射治疗后,也是痛风急性发作的常见诱因之一。

敲黑板、画重点

高尿酸血症不仅是吃喝问题，手术和肿瘤的放化疗都会诱发痛风急性发作。

17 课代表赵川提问

痛风的急性发作有没有预兆?

专家解读

痛风急性发作前没有预兆，或只有轻度头痛和发热，而关节肿胀和剧痛多在夜间尤其是凌晨1~2点突然发作，也有一些在凌晨醒来下地时发作，通常只累及外周单关节，往往是发生在足部第一跖趾关节，受累关节发生刺痛，在几小时内皮肤发热、充血，关节肿胀，24小时达到高峰，疼痛剧烈，以致患者辗转反侧，难以忍受。有时还伴有全身不适，甚至恶寒、寒战，体温升高，高热者可达39℃以上，伴心动过速、肝脏肿大、明显多尿等症状。

约50%病例第一跖趾关节为首发关节，在整个病程中，约90%以上患者均有第一跖趾关节受累，称为足痛风。

除跖趾关节外，四肢关节均可受累，但大多数为下肢关节，越是肢体远端关节越受累，其症状也越典型。关节受累的分布及其组成比，综合国内报道879例，依次为第一跖趾关节（58.7%）、跗跖关节（11.7%）、掌指和指间关节（8.9%）、踝关节（8.7%）、膝关节（3.9%）、腕关节（2.8%），其他关节少见。

> **敲黑板、画重点**
>
> 急性发作通常是没有预兆的。

18 课代表赵川提问

得高尿酸血症后通过治疗是否能够恢复正常？

专家解读

通常情况下，高尿酸血症如果不采取一定的综合防治措施，是很难恢复正常的。部分高尿酸血症患者的血尿酸升高呈波动性特点，即有时血尿酸升高，有时血尿酸又可暂时下降接近正常或完全正常。因此，不能把这种波动性的血尿酸下降误认为血尿酸恢复正常。单纯的高尿酸血症患者，通过坚持饮食控制，适当的运动及合理的生活习惯，大多数可以恢复正常。如果采取这些措施后效果不明显，可适当加用降血尿酸药物。由于痛风是遗传缺陷的代谢紊乱性疾病，具有无法根除的特征，痛风患者的高尿酸血症自然恢复正常是不可能的。

> **敲黑板、画重点**
>
> 高尿酸血症不能自然恢复。

19 课代表赵川提问

尿酸为什么会引起关节和组织的炎性反应？

专家解读

　　尿酸是嘌呤代谢的最终产物。痛风是长期嘌呤代谢障碍、血尿酸增高引起。如果患者无临床症状，血中尿酸浓度高于正常值，医学上称为"高尿酸血症"。血中尿酸浓度如果达到饱和溶解度的话，这些物质最终形成结晶体，积存于软组织中，将导致身体出现炎症反应。

20 课代表赵川提问

什么是核酸？什么是嘌呤？它们与尿酸有何关系？

专家解读

　　核酸是细胞的主要成分，无论是动物细胞还是植物细胞都有核酸成分，海鲜和肉类中的核酸较多，而嘌呤是一种生物碱，是核酸的重要组成部分。人体内嘌呤的主要来源包括体内合成、人体组织中核酸分解以及从食物中摄取。体内嘌呤经代谢最终转化为尿酸，主要经肾排出体外。尿酸是嘌呤的代谢产物。长期摄入高嘌呤食物，如海鲜、肉类等，再加上一些诱导因素极易导致尿酸在体内沉积，而引发高尿酸血症或痛风。对于此类疾病，除采用药物治疗外，还必须限制高嘌呤食物的摄入。

敲黑板、画重点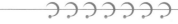

长期食用高嘌呤食物可能会引起高尿酸血症。

21 课代表赵川提问

人们总说痛风，痛风到底是什么？

专家解读

痛风是由单钠尿酸盐沉积所致的晶体相关性关节病，与人体内嘌呤代谢发生紊乱或尿酸排泄减少所致的高尿酸血症直接相关，当人体高尿酸血症血尿酸浓度过高时，尿酸以钠盐的形式沉积在关节、软骨和肾脏中，引起组织异物炎性反应。

敲黑板、画重点

你不一定要知道痛风的原理，但是得了痛风以后一定会很痛苦，所以要多加注意。

22 课代表赵川提问

普通人怎么知道自己得痛风了？痛风怎么诊断？

痛风可以通过其特殊的症状来确诊，如中年以上男性，突然发生跖趾、跗跖、踝、膝等处单关节红肿疼痛，伴血尿酸盐增高，即应考虑痛风，应立刻就医。

一般诊断并不困难，但由于本病表现多样化，有时症状不甚典型，尚须认真鉴别诊断、检查血液中尿酸浓度是否正常。诊断痛风最可靠的方法是在发作时从关节中抽取少量液体，并在显微镜下检查。如果发现尿酸结晶，就可以作出痛风的诊断。

敲黑板、画重点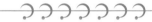

身体有任何不适请及时就医，谨遵医嘱。

23 课代表赵川提问

造成痛风的主要原因有哪些？

通常认为引起痛风的因素有以下 4 个：

（1）饮食因素：吃了太多的肉类和海鲜，饮用了过多的啤酒之后，人体的尿酸水平升高，就可能造成尿酸盐沉积。缺乏微量元素也是导致痛风的原因之一，如钙、钼、硒、锌、锰、硅、镁、钾、矾。

（2）肥胖：肥胖导致的后果是体内尿酸的增加，肾脏无法彻底清除多余的尿酸。

（3）药物因素：某些药物会导致体内尿酸水平升高。

（4）家族史：如果家人患有痛风，那么后代患病的概率也会大大增加。

敲黑板、画重点

控制体重对健康有利。

24 课代表赵川提问

痛风是否会反复发作？

专家解读

通常痛风初次发作后，如不治疗，轻度发作可在几小时或 1～2 天自行消退，严重者可持续多日，当症状消退时关节部位的皮肤可有脱屑、肤色变暗等表现。

绝大多数的痛风患者，最初是偶尔发作，症状持续时间较短，但随着发作次数增多，症状会持续更久，并且发作间隔时间会不断缩短，发作更频繁，受累的关节会更多。随着多个关节同时受累，痛风反复发作会发展成慢性疾病，病程反复可造成关节永久性损害，皮下形成痛风石，甚至引起肾脏损害等。

敲黑板、画重点

痛风发病之初就要严格控制，避免反复发作。

25 课代表赵川提问

会不会有人痛风了，但是自己不知道，不是典型急性发作，这种情况有吗？

专家解读

不具备典型急性发作的临床表现者，称为不典型急性发作。不典型部位的痛风发作，可发生在骶髂、胸锁、颈椎等关节。药物环孢霉素引起的痛风发作多起病于中央大关节，如髋、骶髂关节，同样也可见于手关节。少年儿童患者可先有肾脏病、肾结石之后出现关节炎，或关节炎与肾病二者同时发生。3% 的患者第一次发作表现为多关节炎，主要是绝经期妇女，常并发高血压病、肾脏疾病应用利尿剂者。

不典型发作同样对身体有很大的危害，也要及时就医。

敲黑板、画重点

症状不明显，只要指标高就要立刻就医。

26 课代表赵川提问

有人说痛风是不死的癌症，痛风真的有那么多危害吗？

专家解读

痛风的危害还真的是很多，最主要的是下面 4 点：

第一，关节残疾。

第二，痛风结石。

第三，损害肾脏。

第四，心肌梗死、脑梗死。

50% 痛风患者合并高血压，30% 痛风患者合并糖尿病，70% 痛风患者合并血脂异常，75% 痛风患者合并肥胖；痛风患者并发冠心病的概率是非痛风患者的 2 倍。

敲黑板、画重点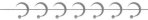

痛风也会危及生命。

27 课代表赵川提问

如果痛风病不及时治疗，引发其他病症的概率分别是多少？

专家解读

痛风不及时治疗，95% 会引起阳痿、早泄、肾炎、肾结石等慢性肾病；80% 的患者将出现高血压、糖尿病、心脏病等心脑血管疾病；50% 的患者会有严重的关节变形而导致残疾瘫痪；30% 的患者引起尿毒症，导致死亡。有病症就要及时治疗，别延误了最佳治疗期。

敲黑板、画重点))))))))))

出现痛风病症要立刻就诊，及时治疗。

28 课代表赵川提问

痛风是否会导致痛风性关节炎、关节残疾？

专家解读

随着急性发作次数的增多和病程的演进，尿酸盐在关节内外和其他组织中的沉积逐渐加重，受累关节逐渐增多，关节炎症也逐渐演变成为痛风性关节炎，反复发作可造成关节永久性损害，包括长期疼痛和僵硬，以致形成关节畸形。从最初发病至慢性关节炎形成为十年左右。也有少数病例，没有急性发作，呈潜行慢性病变。

体内的尿酸一旦升高，超出人体可承受的范围，尿酸就会形成结晶沉积在关节、血管等地方，容易出现炎症。

痛风反复发作导致慢性痛风性关节炎，又会导致发作更加频繁，间歇期缩短。疼痛逐渐加剧，受累的关节以膝、踝、肘关节多见，严重者可累及肩、髋、脊柱，很容易诱发关节的破坏与畸形，导致关节残疾。

敲黑板、画重点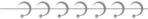

痛风有致残可能。

29 课代表赵川提问

痛风关节变形有征兆吗？

专家解读

有，非常明显。痛风关节变形主要发生在第4期，它的发生，往往有以下4个征兆：

第一，痛风发作次数增加或者长时间不缓解。有些痛风的患者，起初2次急性发作期间隔几年以上，逐渐发展为1年几次，甚至1个月几次。还有一些患者发作的时候持续的时间明显延长了。这些都是非常危险的信号，说明病情正在恶化，身体的代偿机能正在消失殆尽，终末期即将到来。

第二，痛风部位"转移"。典型的痛风，初次发病部位一般是大脚趾（第一跖趾关节处），每次发作几乎都是相同部位，如果出现其他关节疼痛，就应该引起重视，这同样也是病情恶化的表现。

第三，痛风结节的出现。痛风结节的出现是尿酸长期处于较高水平、大量沉积软组织中而形成结晶的缘故。这种信号的出现，同样也是一个警戒信号。

第四，肾功能受损。夜尿次数明显增多、尿液出现泡沫增多、下肢浮肿、腰背疼痛等肾脏功能受损，提示尿酸排泄受阻，造成堆积，病情恶化。

如果出现上述的 4 种情况之一，说明体内尿酸代谢出现了严重的紊乱，离关节变形已经不远了，请及时就医。

敲黑板、画重点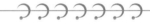

出现症状及时就医，避免小病成大病。

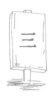 # 三 引发的种种不适

30 课代表赵川提问

什么是痛风石？

当病情进展时，尿酸盐结晶会在软组织中沉积，并在皮下形

成叫作痛风石的肿块，也称为痛风结节。痛风石是痛风的特征性病变，可在耳轮、大脚趾、手指、肘部等关节周围出现灰白色的硬结，造成这些部位的肿大。但痛风石不会发生在肝、脾、肺、中枢神经系统。

敲黑板、画重点　ᔷᔷᔷᔷᔷᔷᔷᔷᔷ

痛风是会引起结石的。

31 课代表赵川提问

关节周围皮下的痛风石对人体有什么危害？

专家解读

痛风石常给痛风患者带来很多痛苦。在关节周围皮下的痛风石，关节被尿酸盐广泛沉积浸润或被痛风结节侵犯，关节面、软骨、肌腱、滑膜、骨膜及骨骼，尤其是骺端遭到破坏，导致持久而顽固的关节疼痛、活动障碍，久则可导致关节发生僵直、畸形或关节骨坏死，失去原有的结构和功能，甚至功能丧失而影响正常生活。

关节受尿酸侵蚀与破坏后，形成慢性窦道瘘管，以及继发关节腔慢性感染久治不愈。较大结节还会压迫神经，影响关节及肢体功能。

> **敲黑板、画重点**
>
> 关节结石需要立刻就医。

32 课代表赵川提问

痛风病程越长，发作越频繁，则越易发生痛风石？

专家解读

痛风患病时间越久，发生痛风石的机会也越多，如果痛风发作次数频繁，则痛风石更易发生。相反，如果病程虽长，但痛风发作的间歇期长达几年甚至十几年，则不易发生痛风石。据统计，患痛风时间达 5 年的患者中，约 30% 发生痛风石；10 年以内者为 50%；20 年以上者痛风石的发生率高达 70%～80%。患病在 2 年以内的，几乎均没有痛风石发生。

> **敲黑板、画重点**
>
> 通常患痛风时间长是会引起痛风石的。

33 课代表赵川提问

是不是血尿酸高就一定会形成痛风石？

痛风石的形成与病程、血尿酸水平有关。血尿酸 480pmol/L（8mg/dL），90% 的患者无痛风石；而血尿酸水平 535pmo/L（9mg/dL），50% 的患者可有痛风石。病程越长，发生痛风石的概率就越大。

34 课代表赵川提问

高尿酸血症引起的肾脏损害有哪几种？

专家解读

肾脏是尿酸的主要排泄器官。尿酸排泄障碍，可引起高尿酸血症；高尿酸血症又可造成肾脏损害，影响肾脏尿酸排泄。造成肾脏损害的因素主要有：

（1）血尿酸水平：长期持续的高尿酸血症，造成尿酸盐结晶沉积在肾脏。

（2）酸性尿液：尿液 pH<5.5 时，尿酸盐的溶解度低，容易形成结晶，沉积于肾脏。

（3）脱水或血容量不足，尿液浓缩，尿酸浓度增高，容易形成尿酸盐结晶。

（4）药物：某些利尿药，如呋塞米、氢氯噻嗪、依他尼酸，可减少肾小管对尿酸的分泌，增加分泌后的重吸收，导致高尿酸血症。

常见的肾脏损害有以下几种形式：

（1）慢性高尿酸血症肾病（也称为痛风性肾病、尿酸盐肾病、痛风性间质肾炎）。

（2）急性梗阻性肾病。

（3）尿酸性肾结石。

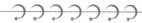

敲黑板、画重点

得了高尿酸血症要密切关注自己的肾。

35 课代表赵川提问

痛风的肾损害与关节炎的严重程度相关吗？

20%～40%的痛风患者合并有肾脏损害。痛风的肾脏损害与痛风关节炎的严重程度无关，轻度关节炎者也可有肾脏病变，严重关节炎患者也可无肾脏异常。

36 课代表赵川提问

什么是痛风性肾病？

专家解读

高尿酸血症／痛风引起的慢性肾脏损害称为高尿酸性肾病，也称痛风性肾病，这也是痛风的第二个常见临床表现，20% 左右的痛风患者有进展缓慢的肾脏损害。一般认为，痛风性肾病主要是慢性间质性肾炎，属轻度缓慢进行性病变，但常因掺杂高血压肾动脉硬化、尿路结石和尿路感染等因素，而使痛风的肾脏改变无论在发生、发展、病理和预后上都变得非常复杂。

慢性痛风性肾病早期临床表现与慢性肾小球肾炎十分相似，可有腰痛、浮肿，早期往往仅有蛋白尿和镜下血尿，且间歇出现，程度较轻，易被漏诊。40%～50% 的患者可有高血压，多为中度高血压，降压药一般能控制；继发尿路感染，可有尿频、尿急、尿痛，甚至发热；肾小管功能受损出现较早，表现为肾脏的浓缩和稀释功能下降，尿比重下降。

37 课代表赵川提问

慢性痛风性肾病会进展为尿毒症吗？

专家解读

慢性痛风性肾病多数呈缓慢进展。一般认为，慢性高尿酸血症通常需经过 10～20 年才发展为氮质血症。与慢性肾小球肾炎相似，随着病程进展，尿蛋白量增加，晚期可有大量蛋白尿，可有肾功能受损，出现氮质血症直至尿毒症。17%～25% 的痛风患者死于肾功能衰竭。

38 课代表赵川提问

痛风患者是否容易患上肾结石?

专家解读

痛风患者肾结石的发生率较正常人高 200 倍,占结石患者的 35%~40%。84% 为单纯性尿酸(非尿酸盐)结石,4% 为尿酸和草酸钙结石,其余为草酸或磷酸钙结石。

肾结石的发生率随血尿酸盐浓度的增高、尿尿酸排出量的增多而增加。当血尿酸盐>713.5μmol/L(12mg/dL)或 24h 尿酸排出>65480μmol(1100mg)时,半数患者有肾结石。

敲黑板、画重点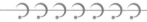

痛风引起的肾病需要及时就医治疗。

39 课代表赵川提问

引起继发性痛风的因素有哪些?继发性痛风有哪些特点?

专家解读

(1)血液病及其化疗放疗:由于细胞核破坏过多,核酸分解加速使尿酸来源增加。

(2)各种肾脏疾病,包括高血压性肾血管疾病晚期:大多由于肾功能衰竭致使尿酸排泄减少，尿酸滞留体内，有时可使血尿酸达到很高水平。

（3）长期服用某些药物：如氢氯噻嗪、依他尼酸、呋塞米、吡嗪酰胺、小剂量阿司匹林等，均能抑制尿酸排泄。

（4）慢性铅中毒：使尿酸排泄受抑制。

（5）各种原因引起的酸中毒：当乳酸或酮酸浓度增高时，肾小管对尿酸的排泄受到竞争性抑制而排出减少，均能导致高尿酸血症，诱发急性痛风性关节炎。

除有明显的病因外，继发性痛风患者血尿酸浓度常较原发性者高，尿路结石的发生率也高。但由于病程不长，关节症状不如原发性患者典型，且往往为原发疾病所掩盖，不易被发现。由于患者大多生命垂危，生存期短，因此痛风的慢性期表现比较少见。

40　课代表赵川提问

儿童及青少年会得痛风吗？

专家解读

10 岁以前罕见有痛风发病，但有文献报道，痛风最小的发病年龄为刚出生 5 周的婴儿。儿童及青少年痛风，应注意以下几点：

（1）排除糖原贮积症、白血病、淋巴瘤等。

（2）了解家族史。

（3）病情发展较成人快，急性发作频繁，肾脏损害发生早而严重，治疗要积极。

敲黑板、画重点

痛风可发生于所有年龄段人群。

41 课代表赵川提问

什么是假性痛风？假性痛风与痛风有哪些区别？

专家解读

除尿酸盐以外的结晶体也可引起关节病变，包括焦磷酸钙、磷灰石、胆固醇、类固醇以及少见的夏科－雷登结晶体。由焦磷酸钙沉积于关节软骨引起的关节炎称假性痛风，其急性发作表现与痛风相似。

假性痛风有下述特点：

（1）老年人多见；

（2）病变主要侵犯膝、肩、髋等大关节；

（3）X线摄片见关节间隙变窄和软骨钙化灶呈密点状或线状，无骨质破坏改变；

（4）血清尿酸含量往往正常；

（5）滑液中可查见焦磷酸钙单斜或三斜晶体；

（6）秋水仙碱治疗效果较差。

42 课代表赵川提问

得了痛风的患者还会伴随其他什么疾病？

专家解读

痛风患者常伴高血压、高血脂、动脉硬化、冠心病和糖尿病（2型）等疾病。研究发现，高血压、糖尿病、高尿酸血症有相近的遗传基因，而且痛风与高血压、高血脂、动脉硬化、冠心病、糖尿病（2型）之间可能和肥胖、饮食、饮酒等共同的致病因素有关。限制饮食、降低体重常可使高尿酸血症、糖尿病、高血压和高脂血症得到控制。

心血管疾病常与高尿酸血症/痛风伴发，20%～50%的痛风患者有高血压，而在高血压患者中30%有高尿酸血症。研究分析血尿酸与心脑血管病危险因素之间的关系，发现血尿酸水平与血压水平呈正相关。

糖尿病与痛风两者都是因为体内代谢异常所引起的疾病，往往伴发，血尿酸与血糖值之间有一定的相关性。痛风合并显性糖尿病占3%～35%，糖耐量降低占21%～73%。反之，在糖尿病患者中有1%～9%患有痛风性关节炎，2%～50%患者有高尿酸血症。有报道称，血清尿酸盐浓度与空腹及餐后2小时的血糖浓度呈正相关。

痛风患者中有75%～84%合并高甘油三酯血症。研究表明，甘油三酯升高程度与血清尿酸含量升高呈正相关。

敲黑板、画重点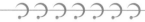

有"三高"的朋友，要密切监控自己的尿酸。

43 课代表赵川提问

肥胖人群更容易得痛风吗？

专家解读

痛风患者平均超重 18%～30%，研究发现，血清尿酸盐含量随着人体体表面积的增加而升高。痛风与肥胖并存与摄食超量有一定联系，普查资料证实，高尿酸血症与肥胖亦呈正相关。肥胖可诱发高尿酸血症和高血糖，故有人将肥胖、痛风、糖尿病定为三联症。

敲黑板、画重点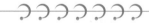

肥胖人群更易患高尿酸血症。

四 请立刻到医院就诊

44 课代表赵川提问

一般如果怀疑自己得了痛风，遇到哪些情况应到医院就诊？

专家解读

通常遇到下列情况应及时到医院就诊：

（1）体检时发现高尿酸血症；

（2）有肥胖、高脂血症、高血压、心血管病变、肾脏疾病、糖尿病等疾病的高危人群；

（3）发作性单关节红、肿、热、痛，症状在数小时内达到高峰，且反复发作，尤其在第一跖趾关节、第一掌指关节、踝关节、腕关节；

（4）发生不明原因的肾结石。

敲黑板、画重点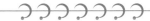

上述情况有其中一种就要及时就医。

45 课代表赵川提问

发现自己指标异常或出现小关节疼痛后要马上就医，痛风应看什么专科门诊？

专家解读

痛风患者就诊大多是因急性痛风性关节炎和慢性结节肿性痛风，主要表现为关节红、肿、热、痛及慢性关节损害。风湿病学科主要研究以骨骼、肌肉、韧带和关节为主的结缔组织病症，故目前痛风已列入风湿病专科诊断、治疗范畴。

患者去医院后医生通常会让患者做以下检查：

（1）血液检测：包括血尿酸测定、血常规和血沉检查、肾功能等；

（2）尿常规；

（3）X线摄片；

（4）肾脏、输尿管超声检查；

（5）关节液检查，肿胀关节腔内可有积液，以注射针抽取关节滑液检查，具有极其重要诊断意义。即使在无症状期，也可在许多关节找到尿酸钠结晶。约95%以上急性痛风性关节炎滑液中可发现尿酸盐结晶。

敲黑板、画重点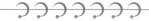

千万不要怕麻烦，一定要遵医嘱检查。

46 课代表赵川提问

有些患者在痛风发作时血尿酸检查指标也正常，这是怎么回事？

专家解读

血尿酸检查多采用血清标本、尿酸氧化酶法，血尿酸正常值男性150~380μmol/L（2.4~6.4mg/dL），女性100~300μmol/L（1.6~3.2 mg/dL）。

痛风急性发作期绝大多数患者血尿酸含量升高。一般认为采用尿酸氧化酶法测定，男性420μmol/L（7mg/dL），女性＞357μmol/L（6mg/dL），具有诊断价值。若已用排尿酸药或肾上腺皮质激素，则血尿酸含量可以不高。缓解期可以正常。

但是也有20%~30%患者呈典型痛风发作而血尿酸含量低于上述水平。有3种可能：

（1）中心体温和外周关节温度梯度差较大，尿酸的溶解度有差异；

（2）身体处于应激状态，分泌较多肾上腺皮质激素，促进血尿酸排泄，而远端关节内尿酸钠含量仍相对较高；

（3）已用排尿酸药或皮质激素治疗。

敲黑板、画重点

实验室指标不是唯一的标准，如果个人感觉特别不好就要反复和医生沟通治疗。

47 课代表赵川提问

痛风能根治吗？

痛风无论是原发性还是继发性，除少数由药物引起者，大多缺乏病因治疗，因此目前尚不能根治。

痛风的临床治疗目标：

（1）尽快控制痛风的急性发作，减轻患者的痛苦；

（2）纠正高尿酸血症，减少痛风的急性发作，防止痛风石的形成，减轻肾损害；

（3）处理痛风石，改善生活质量。

敲黑板、画重点
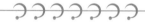

痛风是不能根治的，日常生活中要管住嘴。

48 课代表赵川提问

为什么痛风患者严格控制饮食后，还有可能痛风发作？

专家解读

有些患者认为，只要低嘌呤饮食就可以完全控制痛风的急性发作。其实血尿酸除来源于食物分解代谢的外源性尿酸外，80%

的血尿酸由内源性产生。低嘌呤饮食只能减少外源性尿酸，并不能明显降低血尿酸水平，严格控制嘌呤饮食仅可降低外源性尿酸60μmol/L（lmg/dL）。因此，有些患者在严格控制嘌呤饮食的情况下，仍可有急性痛风发作。

敲黑板、画重点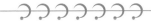

　　如果仅仅控制饮食还不能解决问题，就要听从医生的建议使用相关药物了。

49 课代表赵川提问

痛风发作间歇期及慢性期治疗应该注意哪些事项？

专家解读

　　（1）一般处理：包括饮食控制，戒酒，降低体重，多饮水，避免过度劳累、紧张、关节损伤等诱发因素。

　　（2）药物：包括降血尿酸药物、秋水仙碱等。

　　（3）大量饮水，每日至少2000ml，最好3000ml以上，保持每日尿量在2000ml以上，尤其是有痛风石的患者。尿pH<6.5，须口服碳酸氢钠，或临睡前服用乙酰唑胺50mg，有利于碱化晨尿，促进尿酸的排泄。

　　（4）对高血压、冠心病、肥胖症、尿路感染、肾功能衰竭等伴发或并发症者，须对原发病进行治疗。

（5）关节活动困难者须予以理疗和锻炼。

（6）痛风石溃破成瘘管者应予以手术刮除。

（7）尿路结石可采用体外超声碎石术。

敲黑板、画重点 ↩↩↩↩↩↩↩↩↩

多喝水有利于排出尿酸。

50 课代表赵川提问

只要服用降尿酸药后就可以大吃大喝了吗?

专家解读

有些患者，服用了降低尿酸药物后，就以为饮食可以不加节制，大量饮酒，结果痛风频繁发作，有的甚至引起痛风石形成。痛风的治疗应是综合治疗，包括:

（1）生活方式干预：饮食控制，减轻体重，大量饮水；

（2）药物治疗；

（3）手术治疗等。

只有通过综合治疗，才能控制痛风急性发作的次数，改善体内嘌呤代谢，降低血尿酸水平减少尿酸沉积，防止并发症的产生。

敲黑板、画重点

药不是万能的，要想不反复发作痛风，还要管住嘴。

51 课代表赵川提问

痛风患者需要手术治疗吗？

专家解读

一般不需要，但是，也有部分痛风患者需要手术治疗，主要是用于治疗痛风结节，其目的是：

（1）手术切除，使患者能够穿鞋和衣服，稳定关节，改善和恢复关节功能；

（2）控制破溃和感染症状；

（3）矫正关节畸形，解除痛风结节对神经的压迫；

（4）减少体内尿酸的总量。

52 课代表赵川提问

高尿酸血症的患者应该如何配合治疗？

专家解读

高尿酸血症患者，仅有 5%～12% 发生痛风。无症状的高尿酸血症患者，血尿酸浓度在 475μmol/L（8mg/dL）以下时先不使用药物治疗，应认真寻找高尿酸血症的原因，并积极进行生活方式的干预，避免过食（特别是高嘌呤饮食）、酗酒、过劳、创伤及精神紧张等急性发作的诱发因素。

高尿酸血症有以下情况应定期复查血尿酸或考虑降尿酸药物治疗：

（1）有痛风的急性发作；

（2）有痛风或尿路结石的家族史；

（3）24 小时尿尿酸排泄量＞65480μmol（1100mg）；

（4）经非降尿酸药物治疗，包括控制饮食、停用影响血尿酸的药物、多饮水等，血尿酸过高＞535μmol/L（9mg/dL）。

痛风目前尚不能根治，需长期综合治疗，因此要定期门诊随访。定期复查血尿酸、尿尿酸、尿常规、肝肾功能、血糖、血常规、肾脏和输尿管超声等，观察疗效、药物不良反应、病情变化，遵医嘱调整治疗药物、治疗伴发病、积极调整饮食。

敲黑板、画重点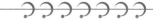

痛风患者适量休息也很必要。

五　吃得合理很重要

53 课代表赵川提问

痛风患者往往肥胖，是不是体重减轻越快越好？

专家解读

　　痛风患者往往合并有肥胖，限制热量、降低体重是治疗痛风的综合措施之一。但也有些患者，操之过急，减重过快，反而可诱发痛风的急性发作。这是因为减重过快，促进脂肪分解，体内酮体产生过多，尿酸排泄减少，血尿酸水平增高。所以切忌减重过快，应循序渐进。

　　保持理想体重，防止过胖，体重最好能低于理想体重10%～15%。流行病学调查发现，血尿酸盐水平与肥胖程度、体表面积和体重指数呈正相关。临床观察表明，肥胖患者体重降低后，血尿酸盐水平降低，尿尿酸排出减少，痛风发作减轻。

敲黑板、画重点

　　肥胖患者如果操之过急，减重过快，反而会诱发痛风的急性发作。

54 课代表赵川提问

痛风患者的饮食治疗包括哪些?

专家解读

　　（1）限制食物嘌呤摄取量：尤其应该限制摄取富含嘌呤的食物，如动物内脏、海鲜、肉类、豌豆等。有学者建议，每日嘌呤摄取量应在 100mg 以下。

　　（2）调整饮食结构：蛋白质饮食每日控制在 lg/kg，碳水化合物占总热量的 50%～60%，少吃糖果等。

　　（3）鼓励选食碱性食品：如蔬菜、马铃薯、甘薯、奶类等以及水果如柑橘等称为碱性食物。增加碱性食品摄取，可以降低血清和尿液的酸度，甚至使尿液呈碱性，从而增加尿酸在尿中的可溶性。

　　（4）限制总热量的摄入：根据患者理想体重，按休息状态计算，通常不超过每日 105kJ（25kcal）/kg 体重。

　　研究表明，成年患者若属中度以上肥胖者（超重 30%～50%），每日总热量超过 6300kJ，往往不能使体重下降。

下面方法，可供限制总热量，减轻体重参考。

（1）超重 30%～50% 及以上患者：总热量以 6300kJ/ 日（1500kcal/ 日）起始，分为三餐供给。一个月后改为 5460kJ/ 日（1300kcal/ 日）；或在原饮食基础上减少热能 2310～4620kJ/ 日（550～1100kcal/ 日），以每周减轻体重 0.5～1.0kg 为目的。

（2）超重或轻度肥胖者：总热量以 6300kJ/ 日（1500kcal/ 日）起始，分三餐供给；或在原饮食基础上减少热能 525～1050kJ/ 日（125～250kcal/ 日），借以达到每月减肥 0.5～1.0kg 的目的。

敲黑板、画重点

控制体重很重要。

55 课代表赵川提问

痛风患者应如何选择蛋白质、维生素和矿物质，做到营养均衡？

专家解读

在限制总热量前提下，三大营养素的分配原则是：高碳水化合物、中等量蛋白质和低脂肪。

（1）碳水化合物：米面包括蔬菜和水果，应占总热量的 55%～60%。这也符合国人的饮食习惯，如此，可以减少脂肪分解产生酮体，有利于尿酸盐排泄。但应尽量少食蔗糖和甜菜。

（2）蛋白质：蛋白质应占总热量的 11%～15%，通常每日为 0.8～1.0g/kg 体重。

（3）脂肪：总热量的其余部分，则以脂类补充，通常为 40～50g/日。由于脂肪氧化产生的热量约为碳水化合物或蛋白质的 2 倍，为降低患者体重，无疑应该限制。

由于蛋白质在体内具有特殊作用，摄食过多蛋白质，也可使内生性尿酸增加，故应适当限制蛋白质摄入。痛风患者应主要选用牛奶、奶酪、脱脂奶粉和蛋类的蛋白部分。因为它们既是富含必需氨基酸的优质蛋白，提供组织代谢不断更新的需要，又含嘌呤甚少，对痛风患者几乎不产生不良影响。但酸奶因含乳酸较多，对痛风患者不利，故不宜饮用。

痛风患者应供给足量 B 族维生素和维生素 C，还有含有较多钠、钾、钙、镁等元素的食物。多吃蔬菜、水果等碱性食物，蔬菜每天 1000g，水果 4～5 个。

合理的烹调方法，可以减少食品中含有的嘌呤量，如将肉食先煮，弃汤后再行烹调。此外，辣椒、咖喱、胡椒、花椒、芥末、生姜等食品调料，均能兴奋神经，诱使痛风急性发作，亦应尽量避免食用。

敲黑板、画重点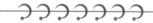

营养均衡很重要。

56 课代表赵川提问

痛风发作的急性期和间歇期分别如何选择食物？

 专家解读

急性期菜谱：正常嘌呤摄取量为每天 600～1000mg。急性期应严格限制嘌呤在 150mg/日以下，蛋白质每日 50～70g。禁用含嘌呤高的肝、肾、胰、鲭鱼、沙丁鱼、小虾、肉汁、肉汤、扁豆、黄豆以及菌藻类。

可选用下列含嘌呤很低的食物，以牛奶、鸡蛋（特别是蛋白）、谷类为蛋白质的主要来源。脂肪不超过 50g，以碳水化合物补足热量的需要。液体的进量不少于每日 3000ml。

在间歇期，膳食要求是给以正常平衡膳食，以维持理想体重。蛋白质每日仍以不超过 80g 为宜。禁用含嘌呤高的食物，有限量地选用含嘌呤中等量的食物，其中的肉、鱼、禽类每日 60～90g，还可将肉类煮熟弃汤后食用。扁豆、黄豆以及菌藻类等蔬菜可少量选用，另外可自由选用含嘌呤很低的食物。

敲黑板、画重点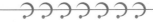

饮食依然很重要，要吃得合理。

睡眠健康

认识睡眠健康

1 课代表赵川提问

人一生三分之一的时间是在睡眠中度过的，那么什么样的睡眠才是一个正常的、健康的睡眠呢？

专家解读

第一，睡眠的量，也就是睡眠时间。成年人一般需要8个小时以上的睡眠时间，并且必须保证高质量。如果睡眠的时间不足或质量不高，那么对大脑就会产生不良的影响，大脑的疲劳就难以恢复，严重的可能影响大脑的功能。良好的睡眠可调节生理机能、维持神经系统的平衡，是生命中重要的一环。

第二，睡眠质量。睡眠质量的含义主要是睡眠深度，与慢波睡眠和快波睡眠两者比例相关，特别是深慢波睡眠对改善大脑疲劳有重要作用。睡眠的质量一般可用以下标准来衡量：

（1）入睡快，上床后10～30分钟入睡；

（2）睡眠深，呼吸深长不易惊醒；

（3）无起夜或很少起夜，无惊梦现象，醒后能很快忘记梦境；

（4）早晨醒后，精神好，起床快；

（5）白天神清脑爽，不困倦，工作效率高。

健康的睡眠，除了要保证睡眠时间，还要提高睡眠质量。我们可以通过一些健康的生活习惯来提高睡眠质量。例如，适量的运动、卧室环境的调整、舒缓的音乐、睡前泡脚、晚餐不要太饱等来使睡眠质量提高。

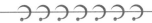

敲黑板、画重点

睡眠时间应维持 7～8 小时，但不可强求，应视个体差异而定。入睡快而睡眠深、无梦或少梦者，一般睡上 6 小时即可完全恢复精力。

好的睡眠是人体健康的保障，高质量的睡眠不仅能够保证大脑神经的正常运转，还可以提高人体的免疫力，让人体的各个器官得到充分的休息。

2 课代表赵川提问

为什么要提高睡眠质量，睡眠不好对人有哪些影响？

专家解读

睡眠不好时，会感觉浑身没劲儿、没有精神。有的人晚上睡不好，白天嗜睡、疲倦昏沉、沮丧易怒、学习力低落、判断力失常、反应力迟钝、注意力不集中，特别是一些在特殊行业工作的人，如医生、司机等容易出工作事故。

睡眠不好还会引起一些疾病，例如，免疫力下降、心血管疾病、糖尿病、内分泌失调、抑郁症、肠胃问题、加速衰老、性功能衰退、血液循环问题等。睡眠不好对工作生活最常见的影响主要有以下几点：

（1）长期睡眠不好，易诱发健忘症，使记忆力减弱，影响正常的工作和生活。

（2）睡眠质量不高，会有神疲乏力的感觉，精神不振，从而难以集中精力工作和学习。

（3）有的人睡不好会感觉到腰膝酸软，头晕耳鸣，这些身体的症状会使人焦虑，使得生活质量下降。

（4）气短懒言也是睡眠不好引起的症状之一，表现为不愿意表达、不想说话、容易烦躁，严重影响人际关系，久而久之，还会使自己患上抑郁症。

（5）心悸、心烦、难以平复也是睡眠障碍表现之一。这种情况会形成恶性循环，越想睡越睡不着，越睡不着越心烦意乱。

重视睡眠，不要认为睡不好只是小问题，睡眠无小事，检查自身的身体和心理，看看自己睡眠不好的原因到底在哪里，从而有的放矢解决睡眠问题，更好地工作和学习。

敲黑板、画重点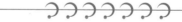

　　睡眠不好不是小事，千万不要忽视。睡眠不好会引起生理问题和心理问题，生理问题主要是一些慢性疾病，心理问题直接影响工作和学习，所以睡眠问题，必须引起重视。

3 课代表赵川提问

什么情况叫失眠，失眠分为哪几类？

 专家解读

失眠是一种常见的睡眠障碍，是指尽管有适当的睡眠机会和环境，仍然对睡眠时间或者睡眠质量不满意，且影响日间社会生活或工作的一种体验。

从失眠程度上划分失眠，分为一般失眠、中度失眠和深度失眠。轻度失眠表现为偶尔发生，对生活质量影响小；中度失眠表现为每晚发生，已经影响到生活质量，并伴有易怒、焦虑、疲乏等症状；重度失眠每晚发生，已经严重影响工作和生活，临床症状表现突出。

从主观和客观上划分失眠，分为主动性睡眠和被动性失眠。主动性失眠是有些人，特别是年轻人，因为玩游戏、追剧、看球赛或者心情不好等主观原因放弃睡眠。这些人不是因为真正失眠而睡不着，而是自己放弃睡觉时间。被动失眠才是我们说的真正意义上的失眠，想睡睡不着，有生理因素也有心理因素，还可能是环境因素引起的失眠。

失眠并不可怕，全世界有四分之一的人有睡眠障碍，如果越担心和害怕失眠，变得焦虑、烦躁，反而使失眠加重；而且失眠是可以通过全面调理而改善的。

如果已有被动失眠的情况，请一定要重视起来，要通过调理重新获得高质量的睡眠；年轻人不要因为一时的贪玩，减少睡眠时间甚至熬夜，这样破坏生理规律的情况，会给健康带来大不利。

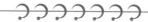

敲黑板、画重点

　　失眠并不可怕，通过调理可以改善，不要过分担心。

　　现代年轻人更多的是主动放弃睡眠时间，值得警惕。

考考你

　　睡眠时间不足或者质量不高会对生活和工作造成影响吗？

　　自己或是家人在睡眠中有什么障碍吗？

　　睡眠不好会引起哪些身体疾病？

　　睡眠不好导致的心理问题是否会直接影响人际关系？

　　你是否有过失眠，自测到了哪个程度？

　　你曾经因为什么情况主动放弃过睡眠？

二　为好好睡觉做准备

4　课代表赵川提问

床对睡眠质量是否有影响？

专家解读

人的一生可以说三分之一的时间是在床上度过的，理想的床，有利于人的睡眠。其实不只是床，所有睡觉时能用得上的物品，都会对睡眠有影响，我们暂且称为寝具，寝具是指床、被、褥、枕头等物品。这些物品伴人终生，影响人的健康。应从利于人体健康的角度选择寝具，为睡眠创造良好的外部条件。

（1）床：从利于睡眠和保健的需要来考虑主要是高低、宽窄和软硬。床适宜的高度为 40～100 厘米，此高度大致在正常成年人膝盖骨稍上方，就寝时上下床方便。床铺软硬要适宜，比较适宜的床铺以平板为宜，上面再铺以 10 厘米厚的棉垫，对人体有利。选择床铺可以躺上去 5 分钟，起来后，如果床上微微形成一个人体的轮廓，不觉得硬也不觉得软，这时候正合适，如果躺上去之后 5 分钟下来一点印都没有就太硬了。如果从床上下来之后，形成一个窝在里面的人形就太软了。床的选择既不能太硬也不能太软。

（2）被、褥：应选用吸水性强、柔软的棉布制作的被里、褥里，被胎、褥胎要用棉花充填，这样有利于人体汗液的吸收，可保障良好的睡眠。被褥不分高级低级，适合自己的才是最好的。

（3）枕头：枕头是睡眠中不可缺少的寝具。科学地使用枕头，对睡眠及身体都十分有益。枕头的高低要适宜，以舒适为好。从生理角度来考虑，枕头的高度，以自己的拳头来衡量，一拳的最高度，就是枕头的高度了，成年人以15厘米左右为宜，老年人应低些，以利于头部供血。枕头过高，无论是仰卧还是侧卧，都会使颈椎的正常生理曲度改变，易引起"落枕"。枕头过低，脑部血液增多，使头部充血而有发胀的感觉。枕头内的填充物以质地柔软、重量轻、透气性能好为佳，多用荞麦皮、木棉、绿豆壳、稻谷壳等，这些材料基本符合要求。近年来，枕芯材质有纤维、羽绒、羊毛、蚕沙等，其中纤维枕更为舒适。

敲黑板、画重点

　　寝具肯定会对睡眠质量产生影响，选择好寝具是提高睡眠质量的外在客观条件。

　　寝具不分高低贵贱，只有适合自己的，才是最好的。

5　课代表赵川提问

睡眠姿势会影响睡眠吗？有没有所谓最佳睡眠姿势？

专家解读

　　睡眠的姿势因习惯不同而多种多样，但基本姿势有 3 种，即仰卧、俯卧和侧卧。据统计，仰卧姿势睡眠约占 60%，侧卧占 35%，俯卧仅占 5%。一般认为，仰卧有利于血液循环，但应注意不要将手放在胸部，以免有压抑感，易引起噩梦。侧卧可使全身肌肉松弛、利于肠胃蠕动，侧卧时腿要自然弯曲。

　　有心脏疾患的人，最好选择右侧卧，以免造成心脏受压而增加发病概率；因血压高而头痛者，应适当垫高枕头；肺部疾病患者除垫高枕头外，还要经常改换睡姿，以利痰液排出；肝胆系统疾病者，以右侧位睡眠为宜；四肢有疼痛者，应避免压迫痛处而卧。总之，选择舒适、有利于病情的睡姿，有助于安睡。

　　人在一晚的睡眠中，其实不会一直保持一个姿势睡觉的，会在不自觉中更换姿势，所以睡眠姿势不会影响一个人的颜值，也没有哪种睡姿能保证不长皱纹。

敲黑板、画重点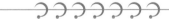

　　睡眠姿势没有优劣一说，要根据自己的身体情况调整，而且人在整晚的睡眠中都在不自知地调节睡眠姿势，不存在睡姿会对骨骼、容貌产生影响的问题。

6 课代表赵川提问

环境对睡眠有哪些影响？

专家解读

睡眠的好坏，与睡眠环境关系密切。优雅宁静、光线柔和、温度适中的环境，对于息梦安眠是非常重要的。

（1）环境安静：安静的环境是睡眠的基本条件之一。噪声对睡眠质量的影响最大。研究表明，当外界噪声超过 40 分贝时，睡眠就会受到影响。嘈杂的环境使人心情无法宁静而难以入眠，故卧室窗口应避免朝向街道闹市或加隔音设施。

（2）光线宜暗：在灯光下入睡，人睡着时，眼睛虽然闭着，但仍能感到光亮。如果对灯而睡，灯光会扰乱人体内的自然平衡，致使人的体温、心跳、血压变得不协调，从而使人感到心神不安，难以入睡，即使睡着，也容易惊醒，使睡眠不安稳，浅睡期增多。

（3）温度、湿度适宜：卧室要保证温度、湿度相对稳定，室温一般以 20℃为佳，湿度以 60%左右为宜。卧室内还要净洁，良好的环境有利于入眠。

（4）室内空气新鲜：卧室白天应保证阳光充足、空气流通，以保持室内空气的清新。卧室必须有窗户，在睡前、醒后宜开窗换气，睡觉时不宜关闭全部门窗，应保留门上透气窗或将窗开个缝隙。氧气充足有利于脑细胞恢复，并利于皮肤的呼吸功能。

敲黑板、画重点

　　安静的环境，适宜的光线，合适的温度、湿度，新鲜的空气是高质量睡眠环境的保障。

7　课代表赵川提问

人体生物钟对睡眠有什么影响？

专家解读

　　生物钟又称生理钟，它是生物体内的一种无形的"时钟"，包括各种生物体如人类、动物和各种植物进行生命活动的一种内在的节律性，是由生物体内的一种时间结构顺序所决定的，常见的生物钟如呼吸节律或者睡眠节律等。生物钟是保持人体正常生命活动的基本要素之一，我们不应该违背这种生物钟的节律。长期地违背节律可能会对人体健康造成不良影响，如精力下降、血压升高、机体抵抗力下降、诱发疾病。

　　顺应生物钟，让自己顺应人体的规律去生活、去作息，是高效生活工作和睡眠的保证。我们每天准时起床，定时去迎接每天早晨的阳光；晚上定时休息，那么你的生物钟就会准时运转。

　　研究表明，影响生物钟运行的因素之一是体温。人的体温下降就容易产生睡意，这是利用体温调节生物钟的有效方法。如果体温调节失控，就会引起睡眠生物钟发生紊乱。控制体温的方法很多，例如睡前洗澡或睡前做 20 分钟的有氧运动等，睡觉的时候体温会有所下降。

生物钟是不能轻易破坏的，千万不要在周末晚上不睡，白天不起，破坏了自己的生物钟。有少数人在晚上大量食用咖啡、巧克力、可乐、茶等食品或饮料之后主观上没有睡眠不良的感觉，但是实验证实，他们的深度睡眠会受到影响。

敲黑板、画重点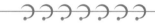

生物钟是保持人体正常生命活动的一种基本要素，我们不应该违背这种节律。长期的违背节律可能会对人体的健康造成不良的影响。

8 课代表赵川提问

平时睡眠不够、不规律，找个时间补一下觉，可以补回来吗？

专家解读

人体有自己的生物钟，随意打破自己的生物钟，用其他时间补觉是非常不可取的。人体的生物节律与昼夜更替密切相关，只有规律作息，才有助于维持人体健康。熬夜本身就违背了人体的生物节律，即便补觉的时间足够了，但一样无法保证睡眠质量，也错过了身体修复的最佳时间，还是会影响身体健康。

9 课代表赵川提问

晚餐对睡眠有影响吗?

专家解读

　　一些朋友谈道,有的时候晚上吃得特别多或是吃的荤腥多一点,就睡不好;有的时候吃得清淡一点或是减肥少吃点,居然还饿醒了。饮食也是引发睡眠障碍的一个问题,而且是一个很直接的问题,传统中医讲"胃不和则卧不安",既不能饿着,也不能吃太饱。其实吃太饱会引起多梦,特别是噩梦多。所以,我们说早晨吃得要像皇帝,中午吃得像平民,唯独到了晚上吃得要像乞丐。

敲黑板、画重点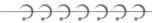

　　饮食肯定对睡眠有影响,特别是晚饭对睡眠有直接影响。

10 课代表赵川提问

甜食对睡眠有影响吗?

专家解读

　　摄入少量甜食,对促进睡眠是有帮助的。因为在吃少量甜食后,可以刺激人体胰岛素的分泌,呈现一个不是高峰值的分泌状态,这样的一个过程可以让肝脏得到缓和休整,而不会升高血糖,反而在这个时候安抚了肝和脾，就更容易入睡了。但是如果摄入的甜食过多，胰岛素分泌过多来消化糖，反而会给消化系统带来负担，特别是血糖本来就高的人群，不仅会影响睡眠，还会影响健康。

敲黑板、画重点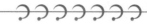

少量的甜食对睡眠有促进作用，但是血糖高的人群要慎重。

11 课代表赵川提问

补钙可以助眠吗？

专家解读

补钙对睡眠是有帮助的，适量补钙可以使血管和肌肉纤维放松从而获得良好睡眠，适量补充钙质、提高血钙水平，是提高睡眠质量的方法之一。

敲黑板、画重点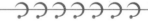

适量补钙对于促进睡眠是有帮助的。

12 课代表赵川提问

睡前到底能不能喝水？

有的朋友说睡前不敢喝水，喝水会起夜，从而影响睡眠，单单从睡眠这个角度讲，睡前不宜饮水其实是不正确的。但是，因为我们的血液必须要有水来承载，如果缺了水，血液黏稠度会增加，血流速度也会减慢，有可能会在睡眠时形成缺血性的脑中风，所以睡前适量饮水对睡眠是有帮助的，关键是要适量。如果睡前大量饮水，会造成晚上起夜次数增多，对睡眠反而会有不良影响。

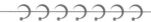

敲黑板、画重点

睡前适量喝水，可以降低血液黏稠度，有利于防止睡眠中脑中风的发生。

13 课代表赵川提问

有什么蔬菜是不建议睡前多吃的吗？

专家解读

蔬菜是我们日常生活中摄入最多的食物，白色、黄色和茎类的蔬菜，如藕、土豆、莴苣都对睡眠有很好的帮助作用。但是芹菜是睡前不提倡多吃的食物。你可能会问，芹菜不是降压的吗？尤其是芹菜汁可以降压，早晨喝一杯芹菜汁，可以改善上午血压偏高的情况，但是晚间不建议用。因为芹菜富含钾离子，有促进排尿的作用，晚上起夜次数多了，是睡不好的。另外，晚间尤其是入睡之后的两个小时左右，是人体血压最低的时候，芹菜具有降压的作用，睡前食用会使本来就低的血压更低，从而诱发出现缺血性的扩展问题。所以晚餐和睡前都不建议喝芹菜汁或吃大量芹菜。

> **敲黑板、画重点**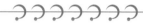
>
> 　　白色、黄色和茎类的蔬菜有助于睡眠。晚餐不要吃大量的芹菜，也不要喝芹菜汁，芹菜会影响睡眠质量。

14 课代表赵川提问

如果乳糖不耐受，睡前可以喝豆浆补充蛋白质吗？

专家解读

　　豆浆虽然是优质的植物蛋白，但是蛋白质不易消化，消化过程产生气体，易引起腹胀，肠胃负担过重会影响休息，所以晚餐和睡前应该注意吃一些好消化的食物。

> **敲黑板、画重点**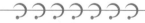
>
> 　　豆制品产生气体，使肠胃负担加重，从而影响休息。

15 课代表赵川提问

每餐都喜欢吃蒜，晚上吃对睡觉有影响吗？

专家解读

　　如果晚饭甚至消夜吃了太多的蒜，尤其是生蒜的话，会刺激胃产生更多的胃酸。如果有反流性的食管炎、胃炎，胃酸分泌过多，躺着睡觉一个嗝打上来，口腔食道全是酸的，会影响睡眠。

敲黑板、画重点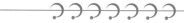

　　晚餐和消夜不要吃大量的辛辣食品，胃受到刺激，产生大量胃酸，也会影响睡眠。

16 课代表赵川提问

　　晚餐吃水果，对睡眠有影响吗？

专家解读

　　大部分水果晚餐适量食用没问题。例如，香蕉、葡萄都含有助眠的有益成分。但是猕猴桃和西瓜不建议睡前吃。猕猴桃含有大量酸性物质，会刺激胃酸分泌过多；西瓜含水量多，吃得太多对膀胱的刺激程度会比较大，膀胱反复充盈容易造成残余尿形成。

敲黑板、画重点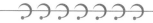

　　猕猴桃、西瓜晚上不宜多吃，猕猴桃会刺激肠胃，西瓜会反复刺激膀胱，影响睡眠。

17 课代表赵川提问

喝饮料对睡眠有影响吗？

专家解读

第一，咖啡和茶中含有咖啡因，它让我们神经兴奋，让大脑始终处在一个兴奋的状态。所以咖啡和茶爱好者，尽量要在上午饮用，临睡前 6 个小时就不要再喝了。

第二，很多中老年人愿意在睡前来一杯酒，虽然喝酒的确能够起到让入睡更容易的作用，但是饮酒后睡眠质量不高。因为酒精需要肝脏来分解，分解过程中，需要大量的水分参与，所以酒喝多了会半夜口干口渴，还有如果酒喝得太多，会引起恶心呕吐、胃痛等，直接影响睡眠。如果入睡依赖酒精成了习惯，还会伤害身体，影响健康。

第三，现在市面上的很多饮料，含糖量完全超过我们能想象的正常标准。一瓶饮料用方糖来测的话，居然跟 21 块半的方糖含糖量一样。这样的饮料喝下去，血糖一定会高。这样高的含糖量身体代谢不了，怎么能睡安稳？而且糖水喝多了，胃也会反酸。很多饮料还是碳酸饮料，还产生气体，也影响肠胃，从而影响休息。

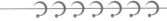

敲黑板、画重点

咖啡、茶、酒和饮料都会对睡眠产生不好的影响，睡前 6 小时内，尽量不要饮用。

18 课代表赵川提问

有没有能改善睡眠的食物?

专家解读

可以吃的种子类食物,对我们的睡眠有帮助。如核桃仁、花生、莲子、杏仁、芝麻、柏子仁、莲子、酸枣仁等。

一些白色的食材对睡眠也有一定的帮助。如莲子,尤其对于早晨起来感觉睡得不舒服,昏昏沉沉的,中医叫水湿内庭所导致的这种睡眠障碍,用白色的食物清理湿热,可以帮助睡眠。山药对胃黏膜有保护作用;百合可以帮助我们在晚间睡眠的过程当中清理我们的呼吸道。

蜂蜜水可以适当补充糖分,尤其是对血糖不稳定的人;另外,蜂蜜可以调节人体内分泌,是天然的动物激素,对我们睡眠也有帮助。晚上半杯蜂蜜水就够了,这半杯蜂蜜水还能帮助我们第二天早上排便。

敲黑板、画重点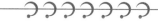

种子类的食物、白色的食物、蜂蜜水都能有助睡眠。

考考你

你学会怎么选择床垫了吗?
你的枕头选对了吗?

225

观察一下自己的睡觉姿势，记着自己开始是以什么姿势入睡的，醒来时是什么姿势？

睡姿不良能使人加速变老吗？

为什么睡眠需要好环境？

睡前玩手机对睡眠有影响吗？

星期六、星期天晚上不睡，白天不起是不是好习惯？

体温是生物钟运行的因素之一，什么样的体温利于睡眠，你会利用这一规律来调节睡眠吗？

晚饭吃多点好，还是饿着睡觉好？

你有过吃太多以后入睡做噩梦的情况吗？

为什么说吃少量甜食有助睡眠？

血糖本身就高的人，睡前通过吃甜食促进睡眠可取吗？

适量补钙为什么会帮助睡眠？

睡前喝水对睡眠有帮助吗？

睡前为什么不能喝芹菜汁降血压？

为什么睡前不建议喝豆浆？

除了大蒜，你认为还有什么辛辣食品会刺激肠胃，产生过多的胃酸？

你晚餐和睡前有吃水果的习惯吗？你觉得吃水果对睡眠有影响吗？

为什么不建议睡前饮酒？

你能说出几个能帮助睡眠的食物？

三　中医改善睡眠

19　课代表赵川提问

我国传统中医是怎么看待睡眠的？

专家解读

中医认为睡眠、觉醒是人体和自然之间阴阳、动静对立统一的功能状态，人与自然相应，自然界有昼夜交替，人类则是日出而作，日落而息。昼属阳，夜属阴。寤属阳，为阳气所主，寐属阴，为阴气所主。人体阴阳之气，随昼夜的交替而往来，于是有了寤寐的交替。

中医认为和睡眠关系最密切的是心、肝、肾。心火亢盛，就会心烦、失眠，中医常用莲子泻心火、养心宁神，睡觉才能踏实。肝气得不到疏泄的时候，人就会做噩梦。遇到不开心、不满意的事，没有及时解决，把委屈、怨闷常藏在心里，就会导致肝气郁结，从而抑郁、失眠，形成恶性循环。最后说肾，中医说心居上焦，肾居下焦。正常情况下，心与肾相互协调、相互制约，彼此交通，保持动态平衡。如肾阴不足或心火扰动，两者失去协调关系，称为心肾不交。心肾不交也会引起失眠。

中医是我国的传统医学，在治疗失眠上有很多经验和方法，失眠患者可以选择中医治疗失眠。

敲黑板、画重点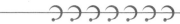

中医认为觉醒和睡眠是人体规律，和天亮、天黑是自然规律一样，对睡眠来说，中医认为心、肝和肾是最重要的影响睡眠的脏腑。

20 课代表赵川提问

中医治疗失眠的方法有哪些？

专家解读

中医治疗失眠的方法有很多，大致分为3类。

（1）口服药物：服用中药汤剂、中成药要根据四诊合参进行选择，如根据气虚、阳虚、痰热、瘀血、肝火等不同证型，结合专业判断，选择适宜的方药。

（2）物理疗法：如针灸、按摩、拔罐、理疗等，根据患者症状给予相应的治疗。

（3）外用药物：可以做中药泡浴，如用首乌藤、合欢皮、夜交藤等进行睡前泡澡以及足浴等，缓解心烦、焦虑等情绪，辅助治疗失眠。

敲黑板、画重点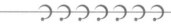

　　中医治疗失眠的方法有很多，很多方式简单易行，如泡脚，失眠人群可以一试。

21 课代表赵川提问

运动能帮助睡眠吗？

专家解读

　　运动和睡眠本身就有很大的联系，人体在经过适量的运动后就会产生需要休息的信号，这时候人会放松自我，这样对于睡眠有很大的帮助。但是运动要适量，如果剧烈运动，或者是睡前剧烈运动，反而会影响睡眠。

敲黑板、画重点

　　适量有规律的运动有助于睡眠，但是剧烈运动，特别是睡前剧烈运动，反而影响睡眠。

考考你

为什么说心肝、肾是影响睡眠最主要器官？

你试过中医治疗失眠吗？效果如何？

你有运动习惯吗？你觉得什么时间运动对睡眠最好？